享"瘦"时光 手账

体重管理全记录
weight management

甘倩 编

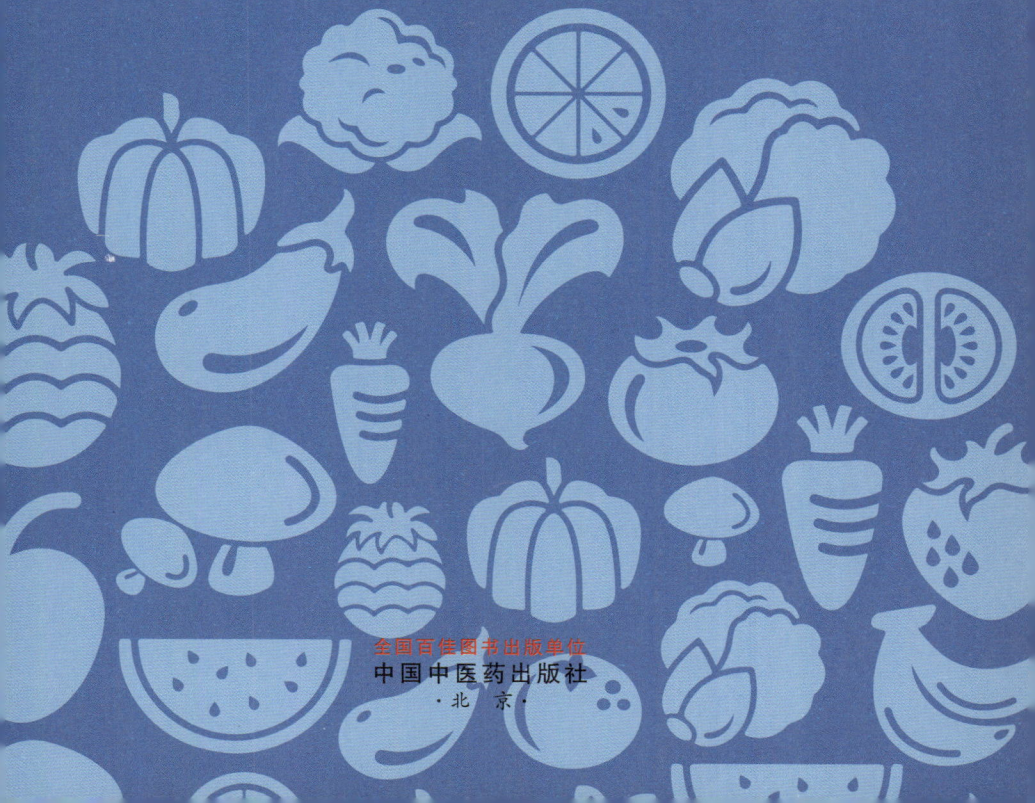

全国百佳图书出版单位

中国中医药出版社

·北京·

图书在版编目（CIP）数据

享"瘦"时光手账：体重管理全记录 / 甘倩编.
北京：中国中医药出版社, 2025. 8
ISBN 978-7-5132-9809-4

Ⅰ . R161

中国国家版本馆 CIP 数据核字第 2025AA0680 号

中国中医药出版社出版

北京经济技术开发区科创十三街 31 号院二区 8 号楼
邮政编码 100176
传真 010-64405721
北京盛通印刷股份有限公司印刷
各地新华书店经销

开本 880×1230 1/32 印张 7 字数 23 千字
2025 年 8 月第 1 版 2025 年 8 月第 1 次印刷
书号 ISBN 978-7-5132-9809-4

定价 48.00 元
网址 www.cptcm.com

服 务 热 线 010-64405510
购 书 热 线 010-89535836
维 权 打 假 010-64405753

微信服务号 **zgzyycbs**
微商城网址 **https://kdt.im/LIdUGr**
官 方 微 博 **http://e.weibo.com/cptcm**
天猫旗舰店网址 **https://zgzyycbs.tmall.com**
如有印装质量问题请与本社出版部联系（010-64405510）

《享"瘦"时光手账》使用说明

欢迎使用享"瘦"时光手账，享"瘦"不是对体重的苛刻追求，而是学会与身体温柔对话。这本手账是你贴身的"健康观察员"，用最质朴的记录，帮助你感知身体变化，培养健康的饮食习惯与作息规律，达到理想的身心状态，拥抱更有活力的自己。

手账按"周记录+月总结"的脉络设计，周记录由身体测量、饮食情况、运动成就、睡眠情况四部分组成；月总结由月度总结、下月优化计划组成。

身体测量：记录身高、每日体重、BMI 等信息。

饮食情况：记录每日三餐的食物组成、比例及合计种类。

运动成就：记录每日运动的项目和时长。

睡眠情况：记录每日入睡时间、睡眠时长、睡眠质量、睡眠环境和习惯。

月度总结：回顾本月体重、体脂率等变化趋势，总结饮食、运动、睡眠情况，记录精力、情绪和身体的感受。

下月优化计划：根据本月的进步与不足，列出下月的目标及改进措施。

使用小贴士：

保持真实客观：记录是为了自我了解，不必追求完美。诚实地记录，即便是"不理想"的一天，也有它的价值。

不苛责，多鼓励：关注进步和积极变化，庆祝每一个小成就。遇到瓶颈时，回顾总结中的小成就给自己打气。体重可能因为喝水、排便而上下浮动 1～2kg，不必因此焦虑。偶尔吃多了火锅，喝多了奶茶，就当是给生活加点甜。

这本手账不是"健康 KPI 考核表"，而是你与身体对话的日记本。每一笔记录，都是向更健康、更美好的自己迈出的一小步。愿你翻开每一页时，都能听见身体说："今天，也很爱你。"祝你记录愉快，收获满满！

——《享"瘦"时光手账》与你共赴健康的时光

与你共赴健康的时光

目 录
CATALOGUE

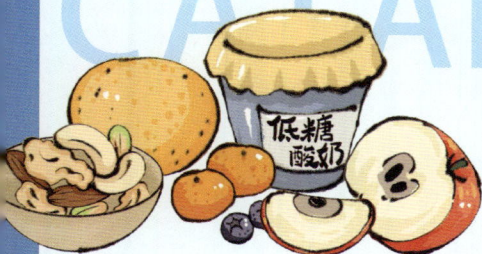

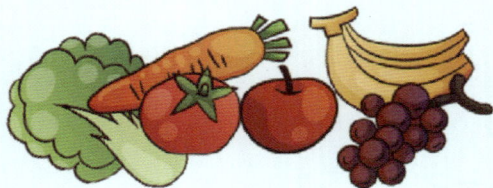

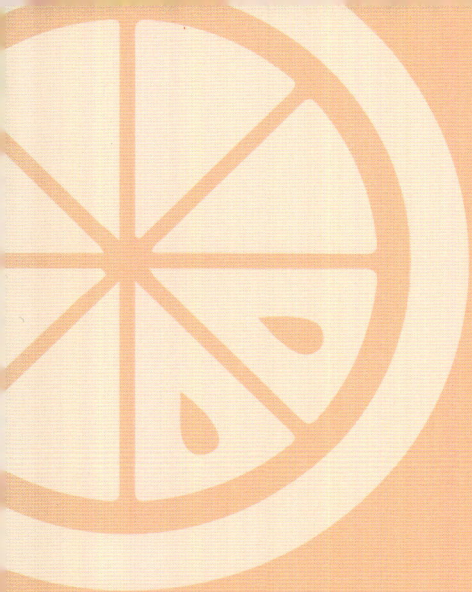

探
索
期

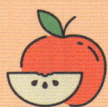

解锁身体密码

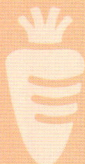

Exploration
Phase

WEEK 1

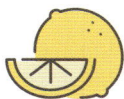

第一周

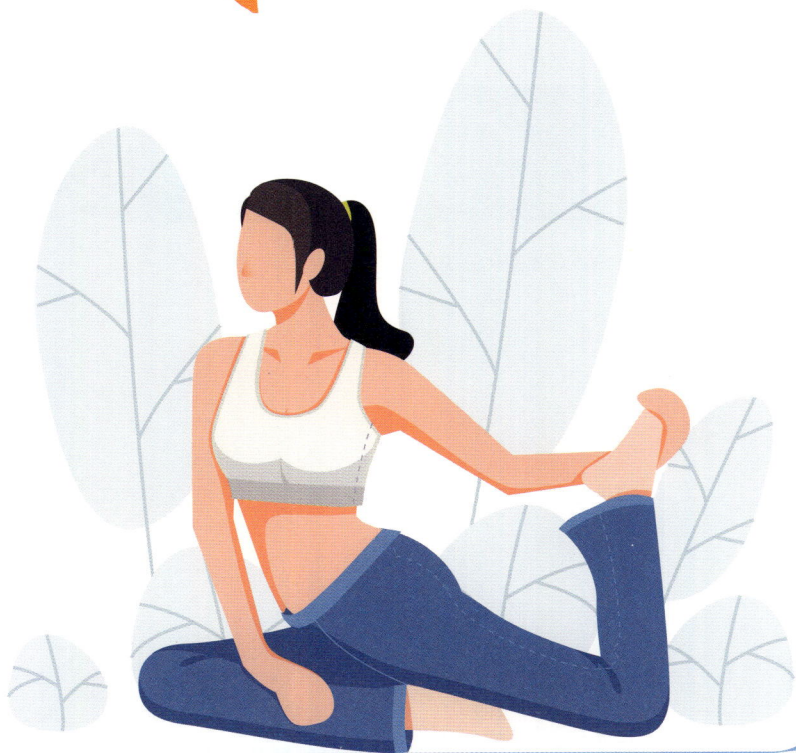

身体测量记录　Body measurement record

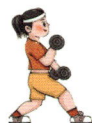

记录本周身高、体重、腰围、体脂率变化情况。

	星期一	星期二	星期三	星期四	星期五	星期六	星期日	平均值
日期								
身高								
体重								
BMI								
腰围								
体脂率								

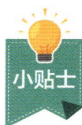

小贴士

① BMI 也叫作身体质量指数，是国际通用的体重判定指标，计算公式为：BMI= 体重（kg）÷ 身高的平方（m²）。

② 体脂率是指身体脂肪重量与体重的百分比。

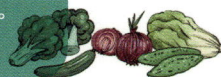

在下方绘制出体重变化曲线。

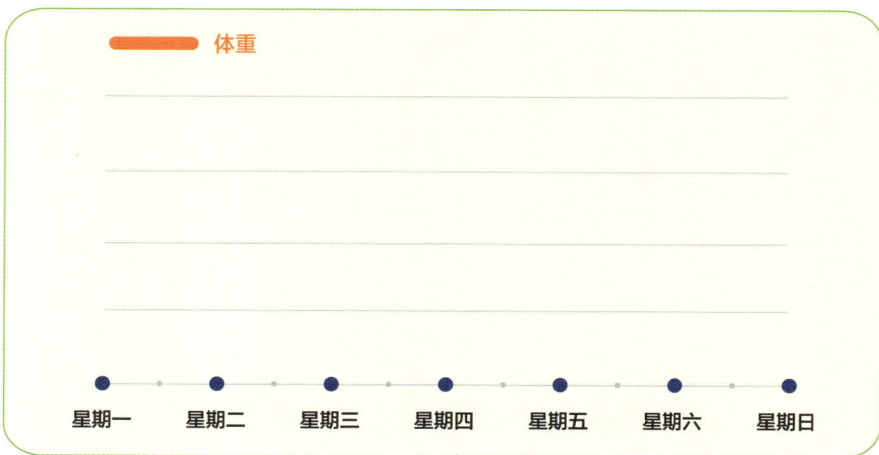

体重

星期一　　星期二　　星期三　　星期四　　星期五　　星期六　　星期日

饮食情况记录 Dietary record

每日餐盘 ●●●

记录本周每日早餐、午餐、晚餐食物组成，以及每大类食物占餐盘的大致比例。

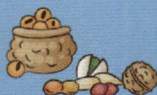

小贴士 以图中平衡膳食餐盘为目标，每天要吃 12 种以上的食物，每周要吃 25 种以上的食物。

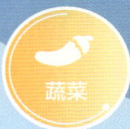
蔬菜

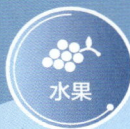
水果

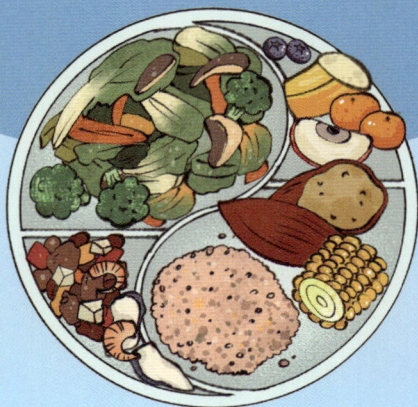

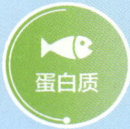
蛋白质

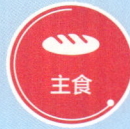
主食

星期一	主食	蛋白质	蔬菜	水果	食物种类总数
早餐					
午餐					
晚餐					
合计					

	主食	蛋白质	蔬菜	水果	食物种类总数
星期二					
早餐					
午餐					
晚餐					
合计					
星期三					
早餐					
午餐					
晚餐					
合计					
星期四					
早餐					
午餐					
晚餐					
合计					

星期五	主食	蛋白质	蔬菜	水果	食物种类总数
早餐					
午餐					
晚餐					
合计					
星期六					
早餐					
午餐					
晚餐					
合计					
星期日					
早餐					
午餐					
晚餐					
合计					

运动情况记录 Fitness record

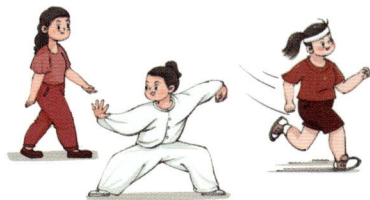

记录本周每日运动项目和运动时长。

	星期一	星期二	星期三	星期四	星期五	星期六	星期日	平均值
日期								
有氧运动								
抗阻运动								
通勤方式								
久坐放松								

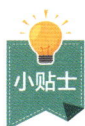

小贴士

① 有氧运动指以有氧代谢提供运动中所需能量的运动方式，可以提高耐力，增强心肺功能，如慢跑、骑行、游泳、跳绳。

② 抗阻运动又称力量运动，是指通过使用外部阻力（如哑铃、阻力带或自身质量等）来增强肌肉力量、耐力的运动方法。

在下方绘制出本周进行"有氧运动"和"抗阻运动"的累计时长。

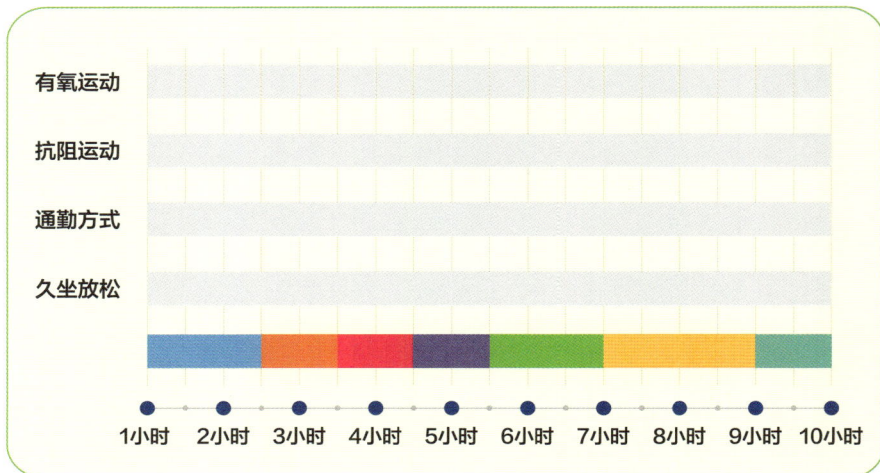

| 有氧运动 |
| 抗阻运动 |
| 通勤方式 |
| 久坐放松 |

1小时　2小时　3小时　4小时　5小时　6小时　7小时　8小时　9小时　10小时

睡眠情况记录 Sleep record

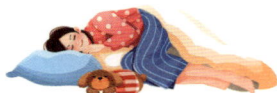

记录本周每日入睡时间、起床时间、睡眠时长、睡眠质量，并对本周整体睡眠环境和习惯做出评价。

	星期一	星期二	星期三	星期四	星期五	星期六	星期日	平均值
日期								
入睡时间								
起床时间								
睡眠时长								
睡眠质量								

☺ ☹ 😐 — — — — — — — —

睡前1小时
泡脚15~30分钟

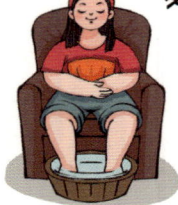

噪音　○ 安静　○ 轻微　○ 嘈杂

温度　○ 舒适　○ 过冷　○ 过热

光线　○ 黑暗　○ 昏暗　○ 明亮

睡前正向习惯　○ 阅读　○ 冥想　○ 泡脚　○ 听白噪声

睡前负向习惯　○ 刷手机　○ 吃宵夜　○ 剧烈运动　○ 喝咖啡

■ 理想入睡时间　　■ 实际入睡时间

21：00
22：00
23：00
24：00以后

● 星期一　● 星期二　● 星期三　● 星期四　● 星期五　● 星期六　● 星期日

■ 理想睡眠时长　　■ 实际睡眠时长

15 小时
10 小时
5 小时
0 小时

● 星期一　● 星期二　● 星期三　● 星期四　● 星期五　● 星期六　● 星期日

做个记录吧
Make a record

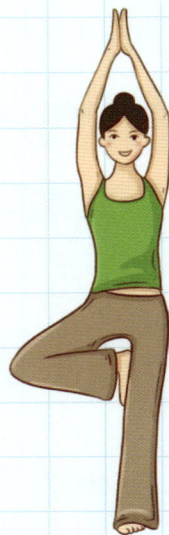

WEEK 2

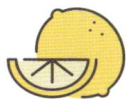

第二周

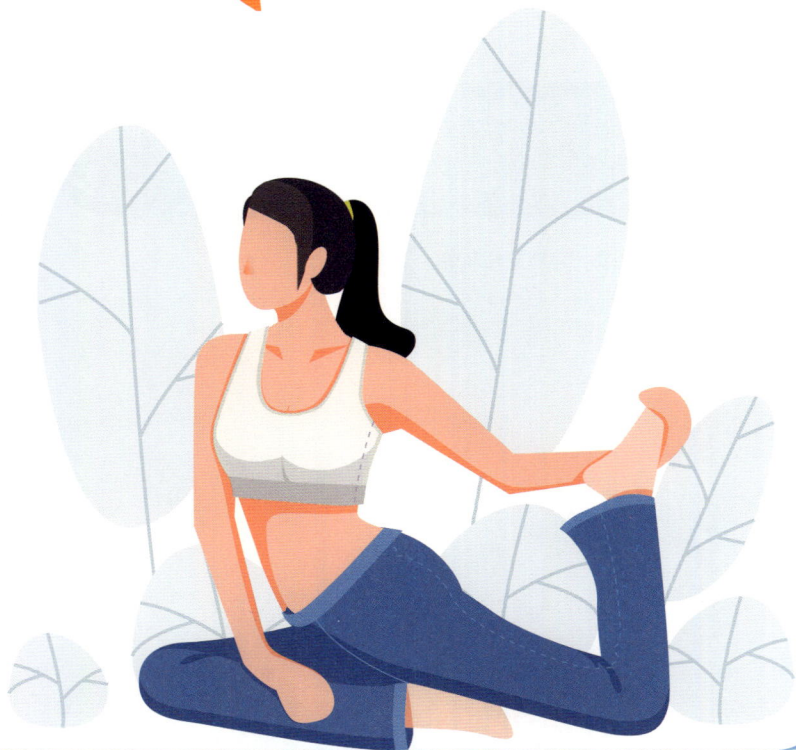

身体测量记录　Body measurement record

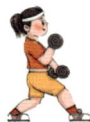

记录本周身高、体重、腰围、体脂率变化情况。

	星期一	星期二	星期三	星期四	星期五	星期六	星期日	平均值
日期								
身高								
体重								
BMI								
腰围								
体脂率								

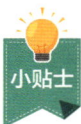

小贴士

① BMI 也叫作身体质量指数，是国际通用的体重判定指标，计算公式为：BMI= 体重（kg）÷ 身高的平方（m²）。

② 体脂率是指身体脂肪重量与体重的百分比。

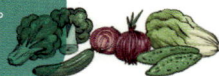

在下方绘制出体重变化曲线。

—— 体重

星期一　星期二　星期三　星期四　星期五　星期六　星期日

饮食情况记录 Dietary record

每日餐盘 ●○○

记录本周每日早餐、午餐、晚餐食物组成，以及每大类食物占餐盘的大致比例。

小贴士 以图中平衡膳食餐盘为目标，每天要吃 12 种以上的食物，每周要吃 25 种以上的食物。

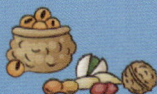

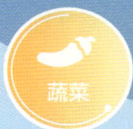
蔬菜

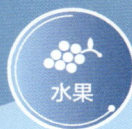
水果

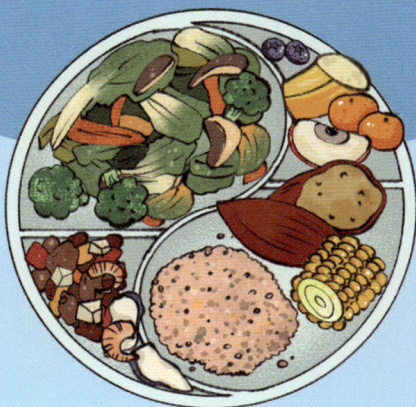

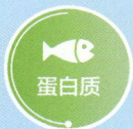
蛋白质

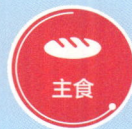
主食

星期一	主食	蛋白质	蔬菜	水果	食物种类总数
早餐					
午餐					
晚餐					
合计					

星期二	主食	蛋白质	蔬菜	水果	食物种类总数
早餐					
午餐					
晚餐					
合计					
星期三					
早餐					
午餐					
晚餐					
合计					
星期四					
早餐					
午餐					
晚餐					
合计					

	主食	蛋白质	蔬菜	水果	食物种类总数
星期五					
早餐					
午餐					
晚餐					
合计					
星期六					
早餐					
午餐					
晚餐					
合计					
星期日					
早餐					
午餐					
晚餐					
合计					

运动情况记录 Fitness record

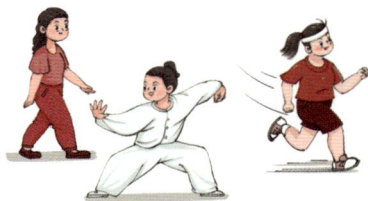

记录本周每日运动项目和运动时长。

	星期一	星期二	星期三	星期四	星期五	星期六	星期日	平均值
日期								
有氧运动								
抗阻运动								
通勤方式								
久坐放松								

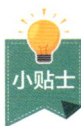

小贴士

① 有氧运动指以有氧代谢提供运动中所需能量的运动方式，可以提高耐力，增强心肺功能，如慢跑、骑行、游泳、跳绳。

② 抗阻运动又称力量运动，是指通过使用外部阻力（如哑铃、阻力带或自身质量等）来增强肌肉力量、耐力的运动方法。

在下方绘制出本周进行"有氧运动"和"抗阻运动"的累计时长。

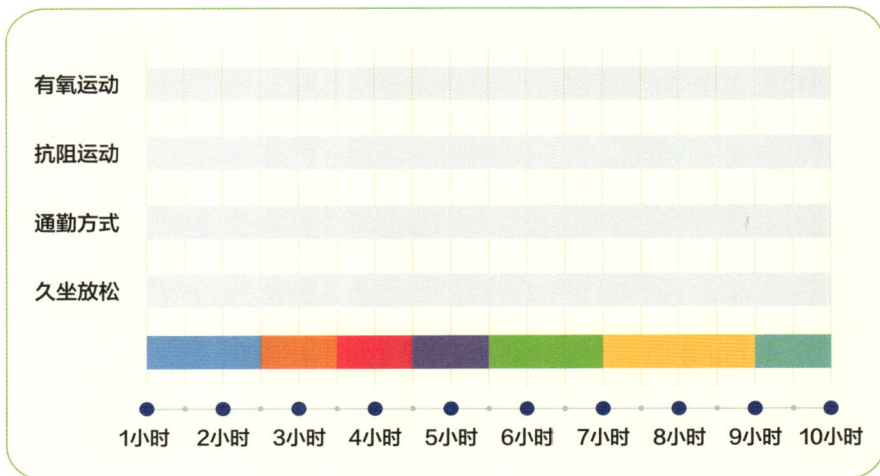

有氧运动

抗阻运动

通勤方式

久坐放松

1小时　2小时　3小时　4小时　5小时　6小时　7小时　8小时　9小时　10小时

睡眠情况记录 Sleep record

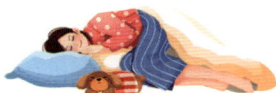

记录本周每日入睡时间、起床时间、睡眠时长、睡眠质量，并对本周整体睡眠环境和习惯做出评价。

	星期一	星期二	星期三	星期四	星期五	星期六	星期日	平均值
日期								
入睡时间								
起床时间								
睡眠时长								
睡眠质量								

☺ ☹ 😐 — — — — — — — — — — — — — — — — — —

噪音 ○安静 ○轻微 ○嘈杂

温度 ○舒适 ○过冷 ○过热

光线 ○黑暗 ○昏暗 ○明亮

睡前正向习惯 ○阅读 ○冥想 ○泡脚 ○听白噪声

睡前负向习惯 ○刷手机 ○吃宵夜 ○剧烈运动 ○喝咖啡

睡前1小时 泡脚15~30分钟

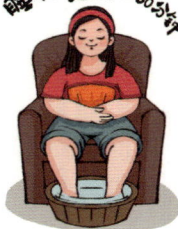

━ 理想入睡时间 **━ 实际入睡时间**

21：00
22：00
23：00
24：00 以后

星期一 星期二 星期三 星期四 星期五 星期六 星期日

━ 理想睡眠时长 **━ 实际睡眠时长**

15 小时
10 小时
5 小时
0 小时

星期一 星期二 星期三 星期四 星期五 星期六 星期日

做个记录吧
Make a record

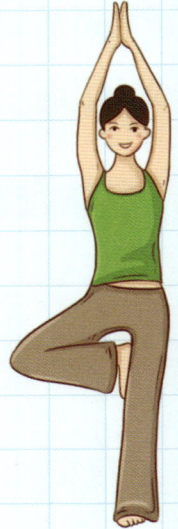

WEEK 3

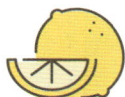

第三周

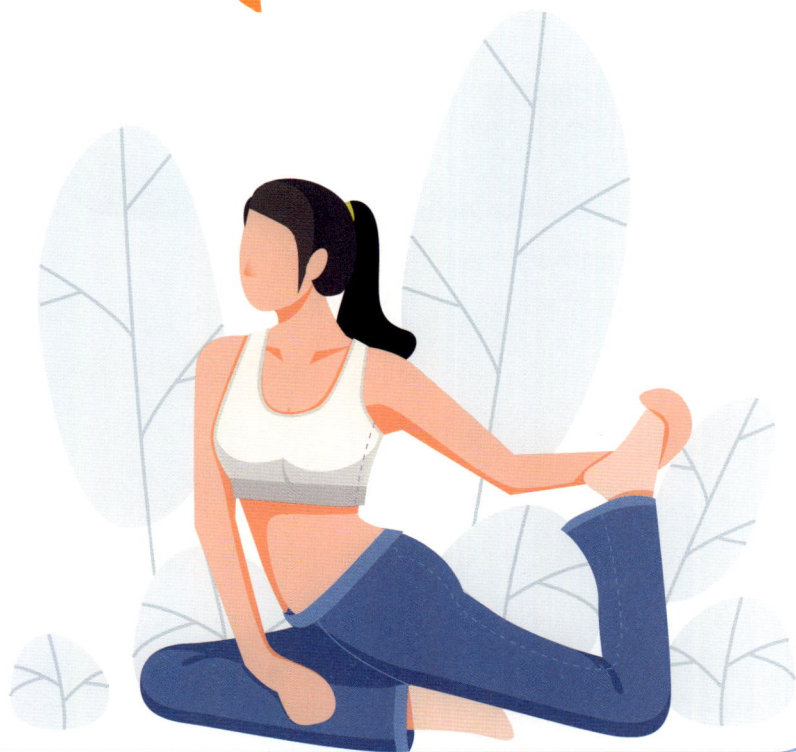

身体测量记录　Body measurement record

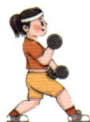

记录本周身高、体重、腰围、体脂率变化情况。

	星期一	星期二	星期三	星期四	星期五	星期六	星期日	平均值
日期								
身高								
体重								
BMI								
腰围								
体脂率								

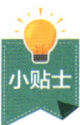

小贴士

① BMI 也叫作体质量指数，是国际通用的体重判定指标，计算公式为：BMI= 体重（kg）÷ 身高的平方（m^2）。

② 体脂率是指身体脂肪重量与体重的百分比。

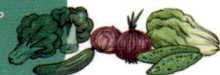

在下方绘制出体重变化曲线。

———— 体重

星期一　星期二　星期三　星期四　星期五　星期六　星期日

饮食情况记录 Dietary record

每日餐盘 ●○○

记录本周每日早餐、午餐、晚餐食物组成，以及每大类食物占餐盘的大致比例。

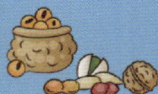

小贴士 以图中平衡膳食餐盘为目标，每天要吃 12 种以上的食物，每周要吃 25 种以上的食物。

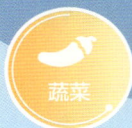 蔬菜

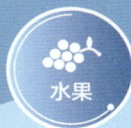 水果

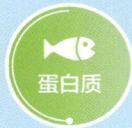 蛋白质

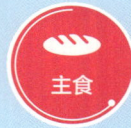 主食

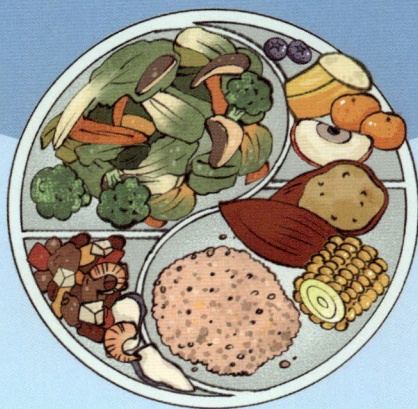

星期一	主食	蛋白质	蔬菜	水果	食物种类总数
早餐					
午餐					
晚餐					
合计					

星期二	主食	蛋白质	蔬菜	水果	食物种类总数
早餐					
午餐					
晚餐					
合计					
星期三					
早餐					
午餐					
晚餐					
合计					
星期四					
早餐					
午餐					
晚餐					
合计					

星期五	主食	蛋白质	蔬菜	水果	食物种类总数
早餐					
午餐					
晚餐					
合计					
星期六					
早餐					
午餐					
晚餐					
合计					
星期日					
早餐					
午餐					
晚餐					
合计					

运动情况记录　Fitness record

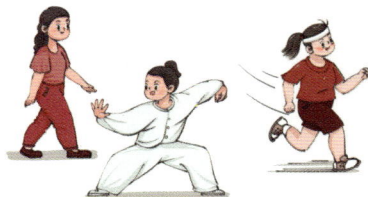

记录本周每日运动项目和运动时长。

	星期一	星期二	星期三	星期四	星期五	星期六	星期日	平均值
日期								
有氧运动								
抗阻运动								
通勤方式								
久坐放松								

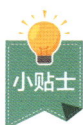

小贴士

① 有氧运动指以有氧代谢提供运动中所需能量的运动方式，可以提高耐力，增强心肺功能，如慢跑、骑行、游泳、跳绳。

② 抗阻运动又称力量运动，是指通过使用外部阻力（如哑铃、阻力带或自身质量等）来增强肌肉力量、耐力的运动方法。

在下方绘制出本周进行"有氧运动"和"抗阻运动"的累计时长。

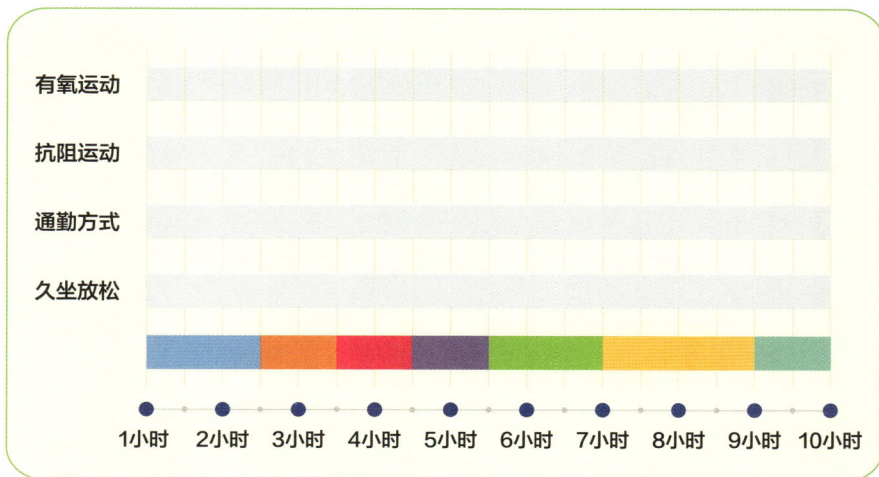

有氧运动

抗阻运动

通勤方式

久坐放松

1小时　2小时　3小时　4小时　5小时　6小时　7小时　8小时　9小时　10小时

睡眠情况记录　Sleep record

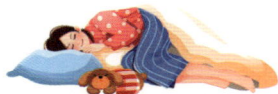

记录本周每日入睡时间、起床时间、睡眠时长、睡眠质量，并对本周整体睡眠环境和习惯做出评价。

	星期一	星期二	星期三	星期四	星期五	星期六	星期日	平均值
日期								
入睡时间								
起床时间								
睡眠时长								
睡眠质量								

☺　☹　😐　— — — — — — — — — — — — — — —

噪音　　○ 安静　○ 轻微　○ 嘈杂

温度　　○ 舒适　○ 过冷　○ 过热

光线　　○ 黑暗　○ 昏暗　○ 明亮

睡前正向习惯　○ 阅读　○ 冥想　○ 泡脚　○ 听白噪声

睡前负向习惯　○ 刷手机　○ 吃宵夜　○ 剧烈运动　○ 喝咖啡

睡前1小时 泡脚15~30分钟

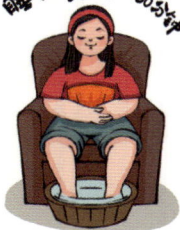

■ 理想入睡时间　　■ 实际入睡时间

21：00
22：00
23：00
24：00 以后

星期一　星期二　星期三　星期四　星期五　星期六　星期日

■ 理想睡眠时长　　■ 实际睡眠时长

15 小时
10 小时
5 小时
0 小时

星期一　星期二　星期三　星期四　星期五　星期六　星期日

做个记录吧
Make a record

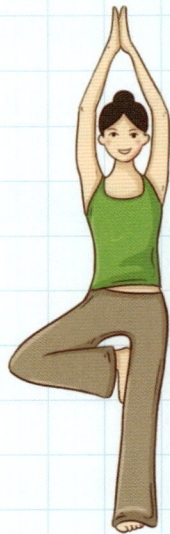

WEEK 4

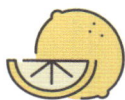

第四周

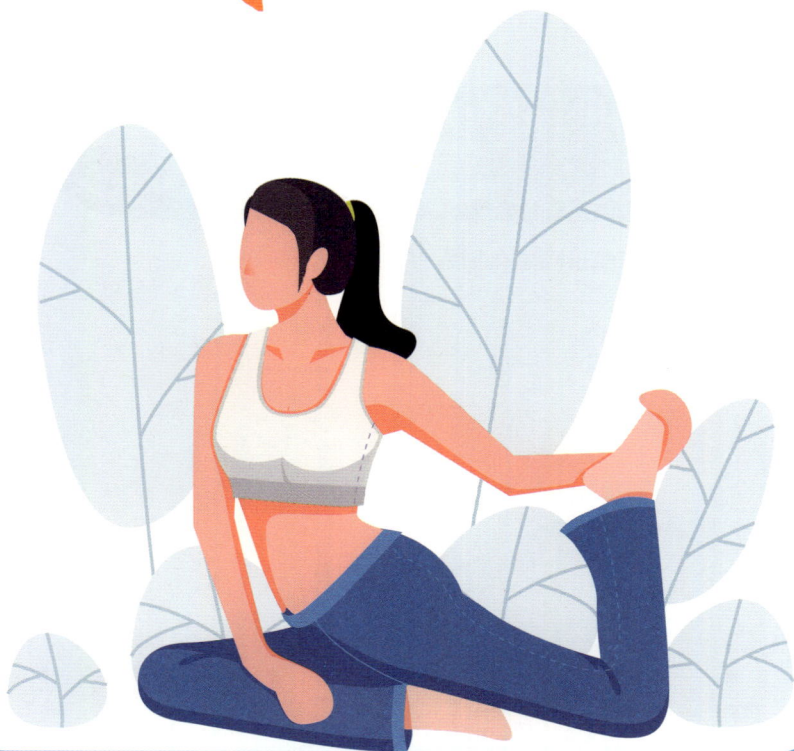

身体测量记录 Body measurement record

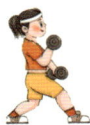

记录本周身高、体重、腰围、体脂率变化情况。

	星期一	星期二	星期三	星期四	星期五	星期六	星期日	平均值
日期								
身高								
体重								
BMI								
腰围								
体脂率								

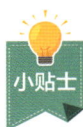

小贴士

① BMI 也叫作身体质量指数，是国际通用的体重判定指标，计算公式为：BMI= 体重（kg）÷ 身高的平方（m²）。

② 体脂率是指身体脂肪重量与体重的百分比。

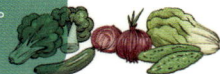

在下方绘制出体重变化曲线。

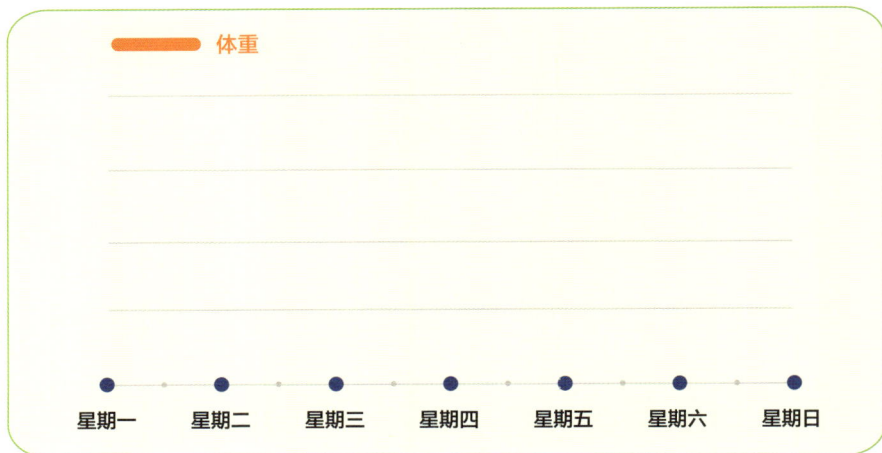

体重

星期一　　星期二　　星期三　　星期四　　星期五　　星期六　　星期日

饮食情况记录 Dietary record

每日餐盘 ●●●

记录本周每日早餐、午餐、晚餐食物组成，以及每大类食物占餐盘的大致比例。

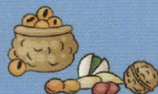

小贴士 以图中平衡膳食餐盘为目标，每天要吃 12 种以上的食物，每周要吃 25 种以上的食物。

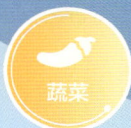 蔬菜

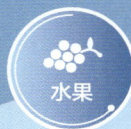 水果

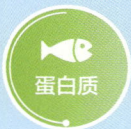 蛋白质

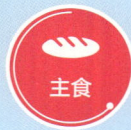 主食

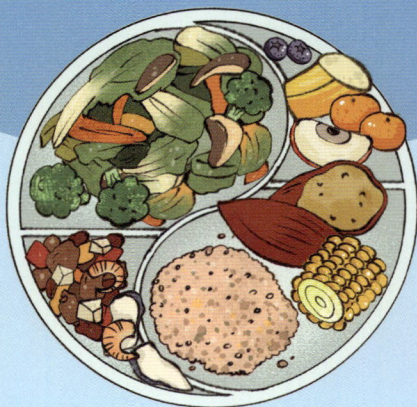

星期一	主食	蛋白质	蔬菜	水果	食物种类总数
早餐					
午餐					
晚餐					
合计					

029

星期二	主食	蛋白质	蔬菜	水果	食物种类总数
早餐					
午餐					
晚餐					
合计					

星期三					
早餐					
午餐					
晚餐					
合计					

星期四					
早餐					
午餐					
晚餐					
合计					

	主食	蛋白质	蔬菜	水果	食物种类总数
星期五					
早餐					
午餐					
晚餐					
合计					
星期六					
早餐					
午餐					
晚餐					
合计					
星期日					
早餐					
午餐					
晚餐					
合计					

运动情况记录 Fitness record

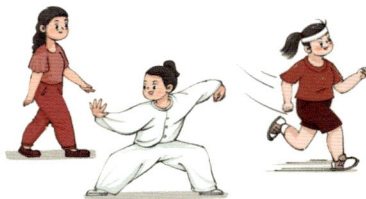

记录本周每日运动项目和运动时长。

	星期一	星期二	星期三	星期四	星期五	星期六	星期日	平均值
日期								
有氧运动								
抗阻运动								
通勤方式								
久坐放松								

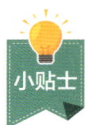

小贴士

① 有氧运动指以有氧代谢提供运动中所需能量的运动方式，可以提高耐力，增强心肺功能，如慢跑、骑行、游泳、跳绳。

② 抗阻运动又称力量运动，是指通过使用外部阻力（如哑铃、阻力带或自身质量等）来增强肌肉力量、耐力的运动方法。

在下方绘制出本周进行"有氧运动"和"抗阻运动"的累计时长。

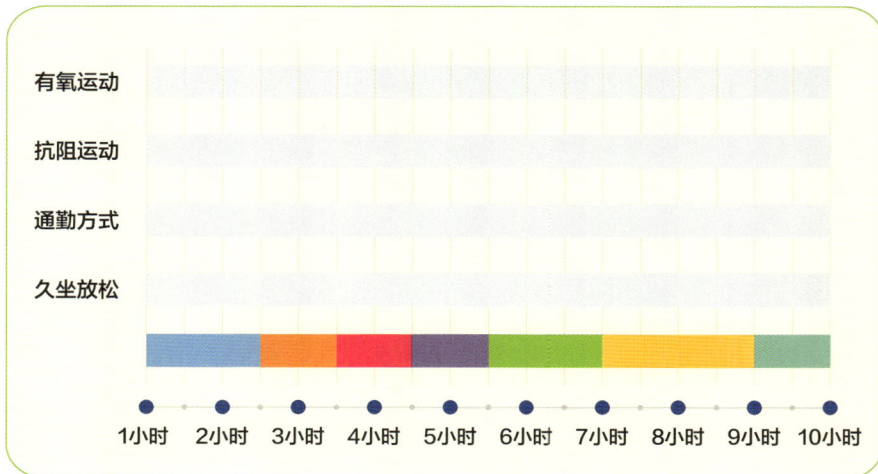

有氧运动

抗阻运动

通勤方式

久坐放松

1小时　2小时　3小时　4小时　5小时　6小时　7小时　8小时　9小时　10小时

睡眠情况记录 Sleep record

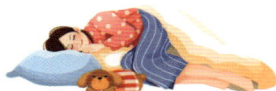

记录本周每日入睡时间、起床时间、睡眠时长、睡眠质量，并对本周整体睡眠环境和习惯做出评价。

	星期一	星期二	星期三	星期四	星期五	星期六	星期日	平均值
日期								
入睡时间								
起床时间								
睡眠时长								
睡眠质量								

☺ ☹ 😐 — — — — — — — — — — — — — — —

睡前1小时 泡脚15~30分钟

噪音　○ 安静　○ 轻微　○ 嘈杂

温度　○ 舒适　○ 过冷　○ 过热

光线　○ 黑暗　○ 昏暗　○ 明亮

睡前正向习惯　○ 阅读　○ 冥想　○ 泡脚　○ 听白噪声

睡前负向习惯　○ 刷手机　○ 吃宵夜　○ 剧烈运动　○ 喝咖啡

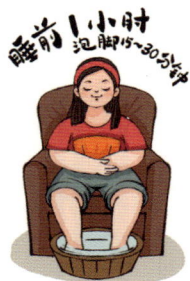

● 理想入睡时间　● 实际入睡时间

21：00
22：00
23：00
24：00 以后

星期一　星期二　星期三　星期四　星期五　星期六　星期日

● 理想睡眠时长　● 实际睡眠时长

15 小时
10 小时
5 小时
0 小时

星期一　星期二　星期三　星期四　星期五　星期六　星期日

033

做个记录吧
Make a record

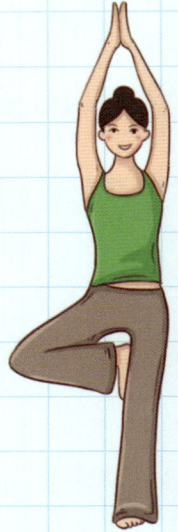

月度
Monthly
总结

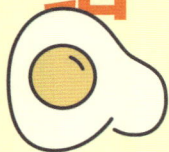

体重、腰围、体脂率月度下降情况

饮食健康

运动成果

睡眠情况

成 长 期

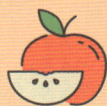

拥抱轻盈身心

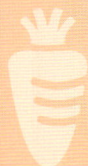

WEEK 5

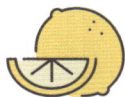

第五周

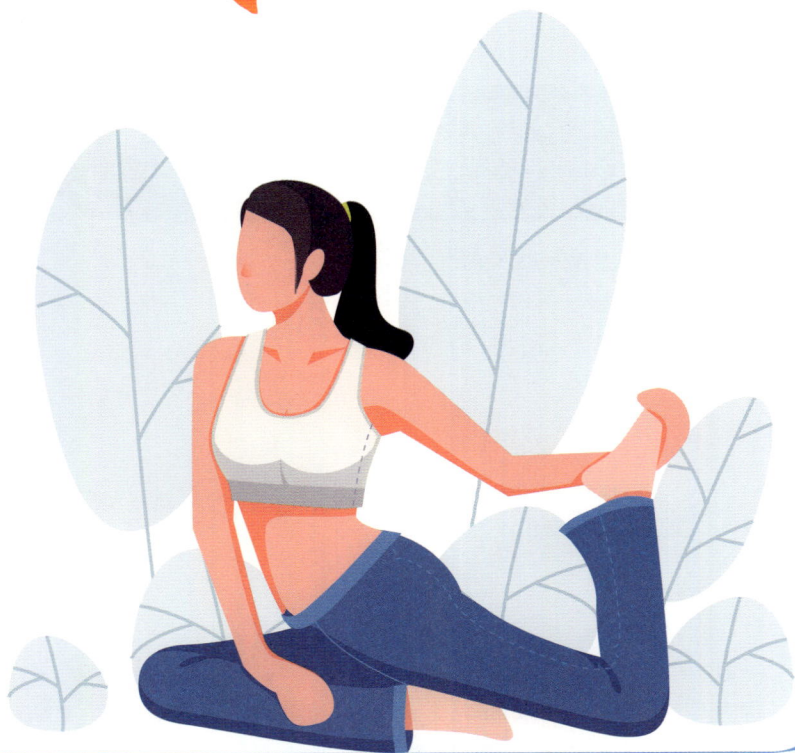

身体测量记录　Body measurement record

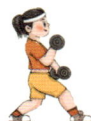

记录本周身高、体重、腰围、体脂率变化情况。

	星期一	星期二	星期三	星期四	星期五	星期六	星期日	平均值
日期								
身高								
体重								
BMI								
腰围								
体脂率								

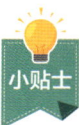

小贴士

① BMI 也叫作身体质量指数，是国际通用的体重判定指标，计算公式为：BMI= 体重（kg）÷ 身高的平方（m²）。

② 体脂率是指身体脂肪重量与体重的百分比。

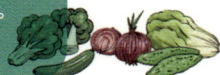

在下方绘制出体重变化曲线。

—— 体重

星期一　　星期二　　星期三　　星期四　　星期五　　星期六　　星期日

饮食情况记录 Dietary record

每日餐盘 ●○○

记录本周每日早餐、午餐、晚餐食物组成，以及每大类食物占餐盘的大致比例。

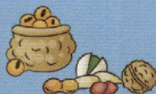

小贴士 以图中平衡膳食餐盘为目标，每天要吃 12 种以上的食物，每周要吃 25 种以上的食物。

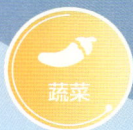 蔬菜

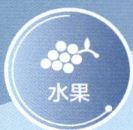 水果

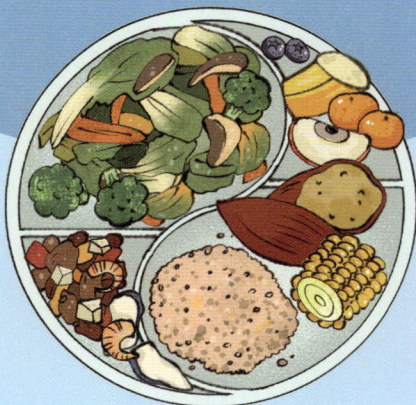

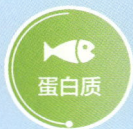 蛋白质

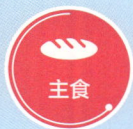 主食

星期一	主食	蛋白质	蔬菜	水果	食物种类总数
早餐					
午餐					
晚餐					
合计					

星期二	主食	蛋白质	蔬菜	水果	食物种类总数
早餐					
午餐					
晚餐					
合计					
星期三					
早餐					
午餐					
晚餐					
合计					
星期四					
早餐					
午餐					
晚餐					
合计					

	主食	蛋白质	蔬菜	水果	食物种类总数
星期五					
早餐					
午餐					
晚餐					
合计					
星期六					
早餐					
午餐					
晚餐					
合计					
星期日					
早餐					
午餐					
晚餐					
合计					

运动情况记录 Fitness record

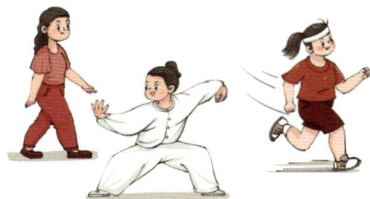

记录本周每日运动项目和运动时长。

	星期一	星期二	星期三	星期四	星期五	星期六	星期日	平均值
日期								
有氧运动								
抗阻运动								
通勤方式								
久坐放松								

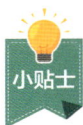

小贴士

① 有氧运动指以有氧代谢提供运动中所需能量的运动方式，可以提高耐力，增强心肺功能，如慢跑、骑行、游泳、跳绳。

② 抗阻运动又称力量运动，是指通过使用外部阻力（如哑铃、阻力带或自身质量等）来增强肌肉力量、耐力的运动方法。

在下方绘制出本周进行"有氧运动"和"抗阻运动"的累计时长。

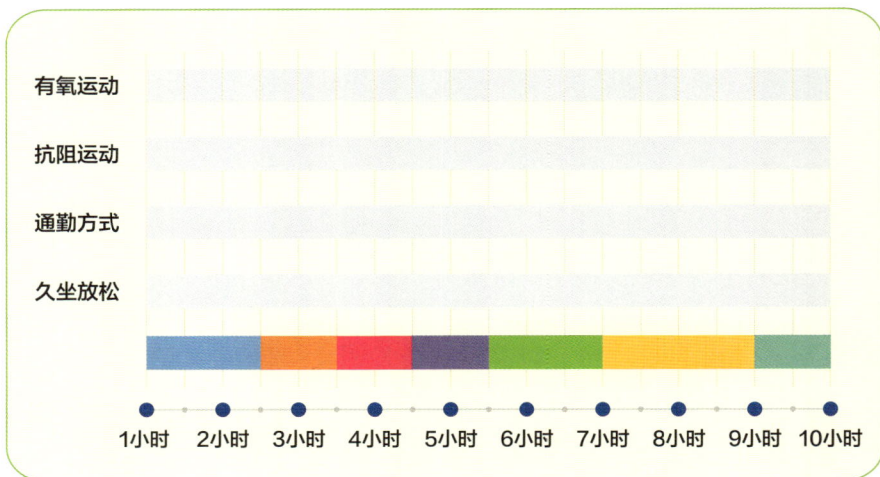

有氧运动									
抗阻运动									
通勤方式									
久坐放松									

1小时 2小时 3小时 4小时 5小时 6小时 7小时 8小时 9小时 10小时

睡眠情况记录　Sleep record

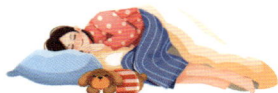

记录本周每日入睡时间、起床时间、睡眠时长、睡眠质量，并对本周整体睡眠环境和习惯做出评价。

	星期一	星期二	星期三	星期四	星期五	星期六	星期日	平均值
日期								
入睡时间								
起床时间								
睡眠时长								
睡眠质量								

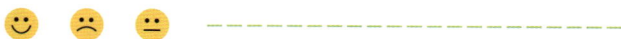

☺ ☹ 😐 — — — — — — — — — — — — — — — — — —

睡前1小时 泡脚15~30分钟

噪音　○ 安静　○ 轻微　○ 嘈杂

温度　○ 舒适　○ 过冷　○ 过热

光线　○ 黑暗　○ 昏暗　○ 明亮

睡前正向习惯　○ 阅读　○ 冥想　○ 泡脚　○ 听白噪声

睡前负向习惯　○ 刷手机　○ 吃宵夜　○ 剧烈运动　○ 喝咖啡

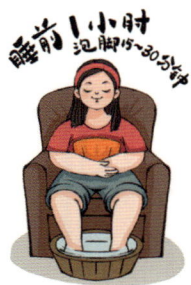

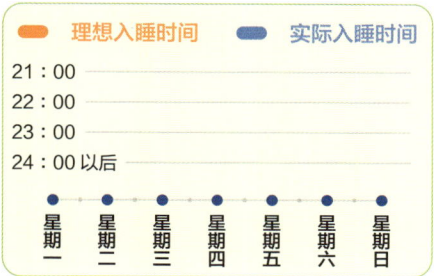

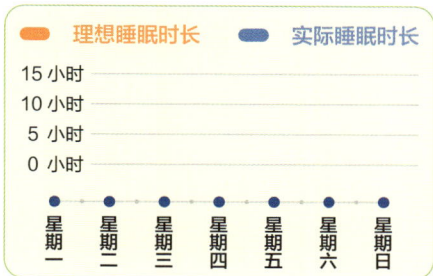

━ 理想入睡时间　　━ 实际入睡时间

21：00
22：00
23：00
24：00 以后

星期一　星期二　星期三　星期四　星期五　星期六　星期日

━ 理想睡眠时长　　━ 实际睡眠时长

15 小时
10 小时
5 小时
0 小时

星期一　星期二　星期三　星期四　星期五　星期六　星期日

做个记录吧
Make a record

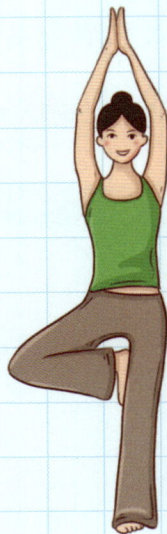

WEEK 6

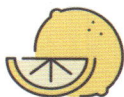

第六周

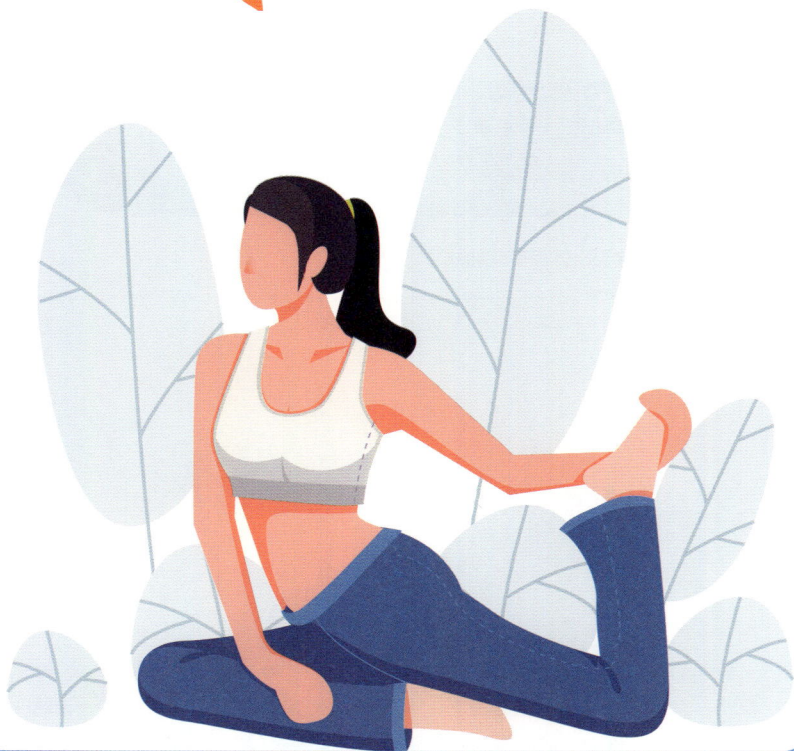

身体测量记录　Body measurement record

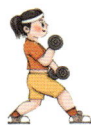

记录本周身高、体重、腰围、体脂率变化情况。

	星期一	星期二	星期三	星期四	星期五	星期六	星期日	平均值
日期								
身高								
体重								
BMI								
腰围								
体脂率								

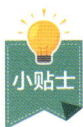

小贴士

① BMI 也叫作身体质量指数，是国际通用的体重判定指标，计算公式为：BMI= 体重（kg）÷ 身高的平方（m^2）。

② 体脂率是指身体脂肪重量与体重的百分比。

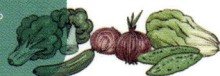

在下方绘制出体重变化曲线。

体重

星期一　星期二　星期三　星期四　星期五　星期六　星期日

饮食情况记录 Dietary record

每日餐盘 ●○○

记录本周每日早餐、午餐、晚餐食物组成，以及每大类食物占餐盘的大致比例。

小贴士 | 以图中平衡膳食餐盘为目标，每天要吃 12 种以上的食物，每周要吃 25 种以上的食物。

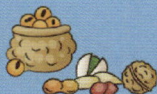

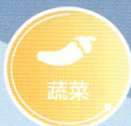

蔬菜

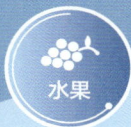

水果

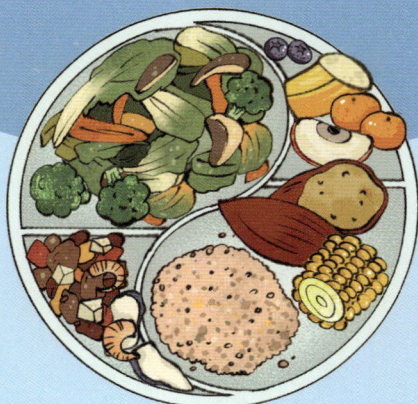

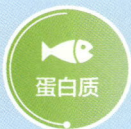

蛋白质

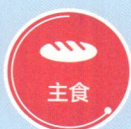

主食

星期一	主食	蛋白质	蔬菜	水果	食物种类总数
早餐					
午餐					
晚餐					
合计					

星期二	主食	蛋白质	蔬菜	水果	食物种类总数
早餐					
午餐					
晚餐					
合计					

星期三					
早餐					
午餐					
晚餐					
合计					

星期四					
早餐					
午餐					
晚餐					
合计					

	主食	蛋白质	蔬菜	水果	食物种类总数
星期五					
早餐					
午餐					
晚餐					
合计					
星期六					
早餐					
午餐					
晚餐					
合计					
星期日					
早餐					
午餐					
晚餐					
合计					

运动情况记录 Fitness record

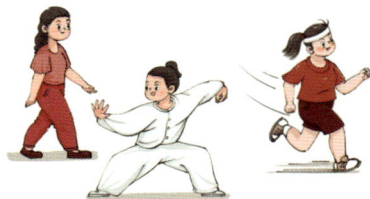

记录本周每日运动项目和运动时长。

	星期一	星期二	星期三	星期四	星期五	星期六	星期日	平均值
日期								
有氧运动								
抗阻运动								
通勤方式								
久坐放松								

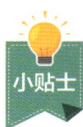

小贴士

① 有氧运动指以有氧代谢提供运动中所需能量的运动方式，可以提高耐力，增强心肺功能，如慢跑、骑行、游泳、跳绳。

② 抗阻运动又称力量运动，是指通过使用外部阻力（如哑铃、阻力带或自身质量等）来增强肌肉力量、耐力的运动方法。

在下方绘制出本周进行"有氧运动"和"抗阻运动"的累计时长。

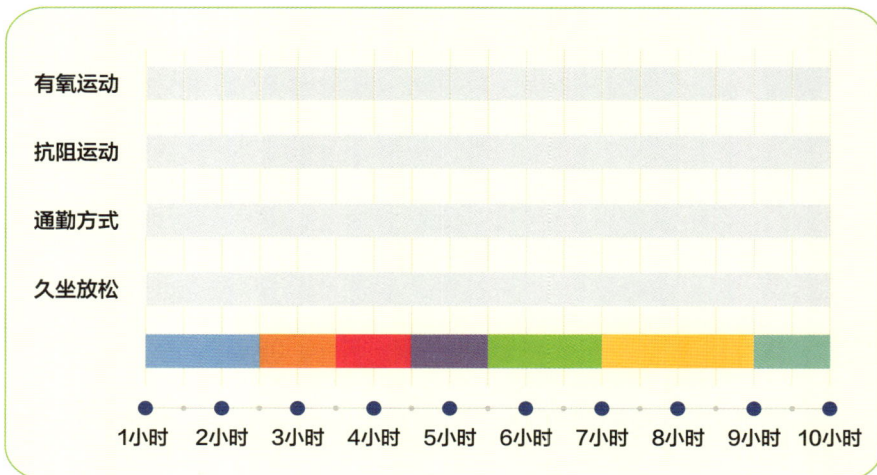

有氧运动

抗阻运动

通勤方式

久坐放松

1小时　2小时　3小时　4小时　5小时　6小时　7小时　8小时　9小时　10小时

睡眠情况记录　Sleep record

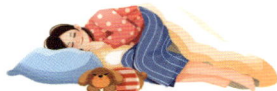

记录本周每日入睡时间、起床时间、睡眠时长、睡眠质量，并对本周整体睡眠环境和习惯做出评价。

	星期一	星期二	星期三	星期四	星期五	星期六	星期日	平均值
日期								
入睡时间								
起床时间								
睡眠时长								
睡眠质量								

☺　☹　😐 ＿＿＿＿＿＿＿＿＿＿＿＿＿＿＿＿

睡前1小时 泡脚15-30分钟

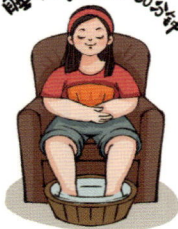

噪音　○安静　○轻微　○嘈杂

温度　○舒适　○过冷　○过热

光线　○黑暗　○昏暗　○明亮

睡前正向习惯　○阅读　○冥想　○泡脚　○听白噪声

睡前负向习惯　○刷手机　○吃宵夜　○剧烈运动　○喝咖啡

▬ 理想入睡时间　　▬ 实际入睡时间

21：00
22：00
23：00
24：00 以后

● ● ● ● ● ● ●
星期一　星期二　星期三　星期四　星期五　星期六　星期日

▬ 理想睡眠时长　　▬ 实际睡眠时长

15 小时
10 小时
5 小时
0 小时

● ● ● ● ● ● ●
星期一　星期二　星期三　星期四　星期五　星期六　星期日

做个记录吧
Make a record

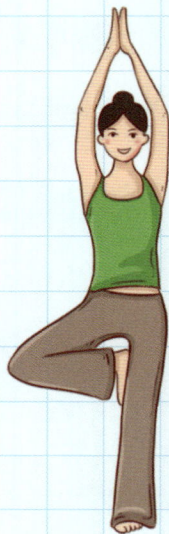

WEEK 7

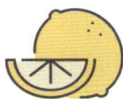

第七周

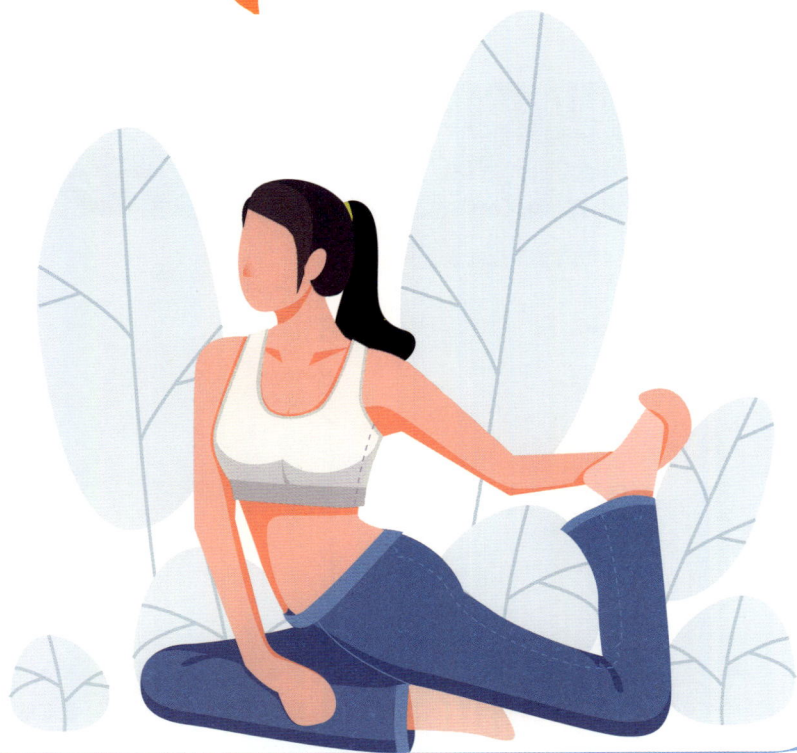

身体测量记录 Body measurement record

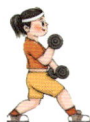

记录本周身高、体重、腰围、体脂率变化情况。

	星期一	星期二	星期三	星期四	星期五	星期六	星期日	平均值
日期								
身高								
体重								
BMI								
腰围								
体脂率								

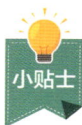

小贴士

① BMI 也叫作身体质量指数，是国际通用的体重判定指标，计算公式为：BMI= 体重（kg）÷ 身高的平方（m^2）。

② 体脂率是指身体脂肪重量与体重的百分比。

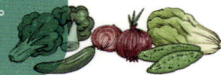

在下方绘制出体重变化曲线。

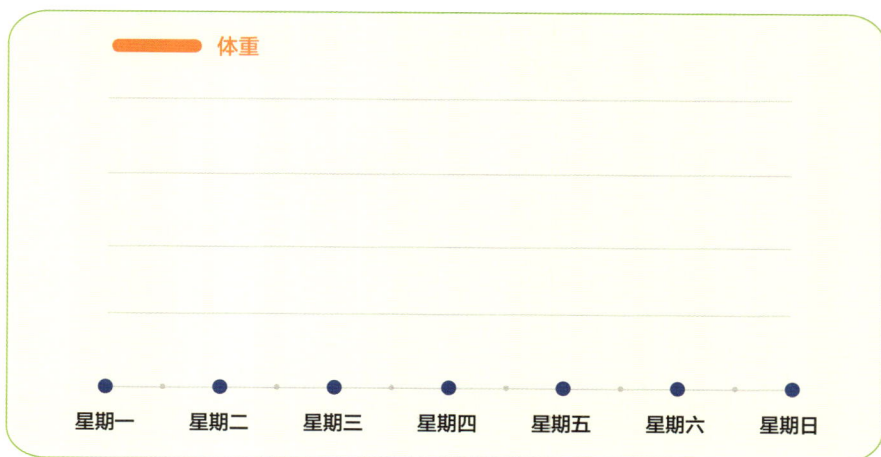

—— 体重

星期一　星期二　星期三　星期四　星期五　星期六　星期日

饮食情况记录　Dietary record

每日餐盘 ●●●

记录本周每日早餐、午餐、晚餐食物组成，以及每大类食物占餐盘的大致比例。

小贴士　以图中平衡膳食餐盘为目标，每天要吃 12 种以上的食物，每周要吃 25 种以上的食物。

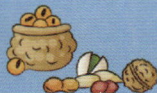

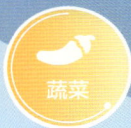
蔬菜

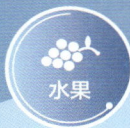
水果

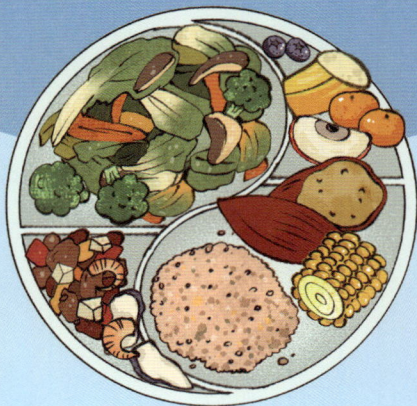

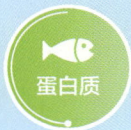
蛋白质

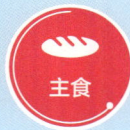
主食

星期一	主食	蛋白质	蔬菜	水果	食物种类总数
早餐					
午餐					
晚餐					
合计					

星期二	主食	蛋白质	蔬菜	水果	食物种类总数
早餐					
午餐					
晚餐					
合计					
星期三					
早餐					
午餐					
晚餐					
合计					
星期四					
早餐					
午餐					
晚餐					
合计					

星期五	主食	蛋白质	蔬菜	水果	食物种类总数
早餐					
午餐					
晚餐					
合计					
星期六					
早餐					
午餐					
晚餐					
合计					
星期日					
早餐					
午餐					
晚餐					
合计					

运动情况记录　Fitness record

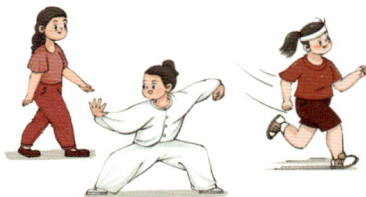

记录本周每日运动项目和运动时长。

	星期一	星期二	星期三	星期四	星期五	星期六	星期日	平均值
日期								
有氧运动								
抗阻运动								
通勤方式								
久坐放松								

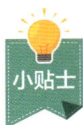

小贴士

① 有氧运动指以有氧代谢提供运动中所需能量的运动方式，可以提高耐力，增强心肺功能，如慢跑、骑行、游泳、跳绳。

② 抗阻运动又称力量运动，是指通过使用外部阻力（如哑铃、阻力带或自身质量等）来增强肌肉力量、耐力的运动方法。

在下方绘制出本周进行"有氧运动"和"抗阻运动"的累计时长。

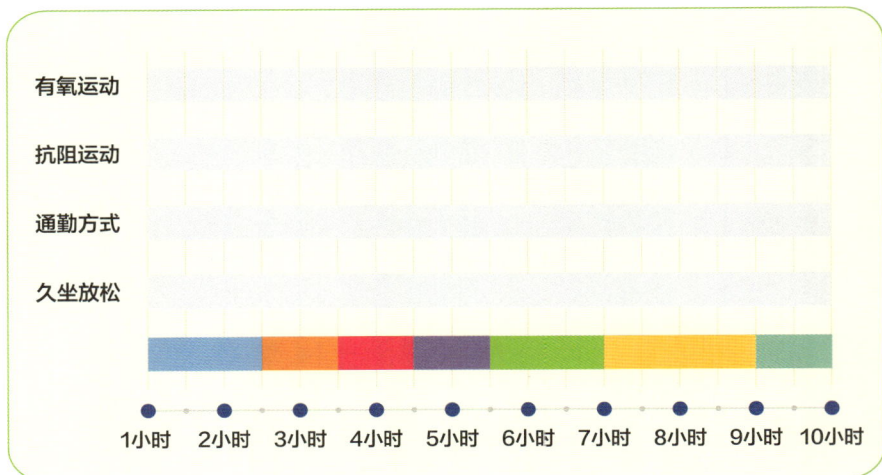

| 有氧运动 |
| 抗阻运动 |
| 通勤方式 |
| 久坐放松 |

1小时　2小时　3小时　4小时　5小时　6小时　7小时　8小时　9小时　10小时

睡眠情况记录 Sleep record

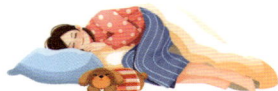

记录本周每日入睡时间、起床时间、睡眠时长、睡眠质量，并对本周整体睡眠环境和习惯做出评价。

	星期一	星期二	星期三	星期四	星期五	星期六	星期日	平均值
日期								
入睡时间								
起床时间								
睡眠时长								
睡眠质量								

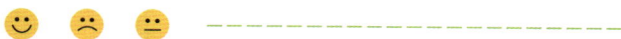

☺ ☹ 😐 ------------------------------

睡前1小时 泡脚15~30分钟

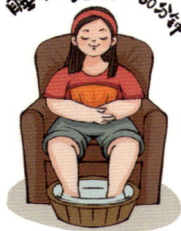

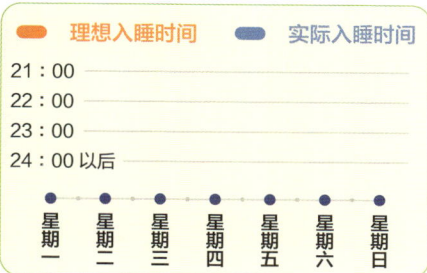

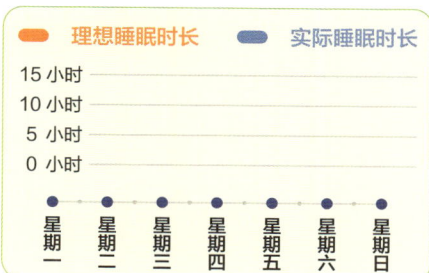

噪音　○ 安静　○ 轻微　○ 嘈杂

温度　○ 舒适　○ 过冷　○ 过热

光线　○ 黑暗　○ 昏暗　○ 明亮

睡前正向习惯　○ 阅读　○ 冥想　○ 泡脚　○ 听白噪声

睡前负向习惯　○ 刷手机　○ 吃宵夜　○ 剧烈运动　○ 喝咖啡

● 理想入睡时间　● 实际入睡时间

21：00
22：00
23：00
24：00 以后

星期一　星期二　星期三　星期四　星期五　星期六　星期日

● 理想睡眠时长　● 实际睡眠时长

15 小时
10 小时
5 小时
0 小时

星期一　星期二　星期三　星期四　星期五　星期六　星期日

做个记录吧
Make a record

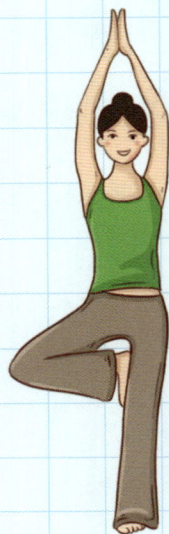

WEEK 8

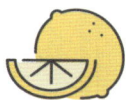

第八周

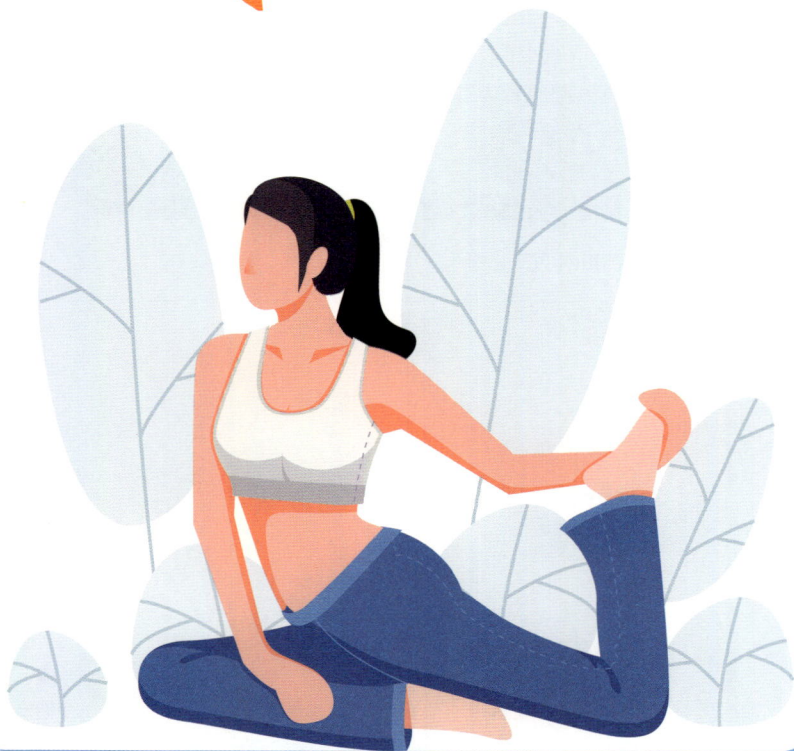

身体测量记录　Body measurement record

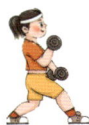

记录本周身高、体重、腰围、体脂率变化情况。

	星期一	星期二	星期三	星期四	星期五	星期六	星期日	平均值
日期								
身高								
体重								
BMI								
腰围								
体脂率								

小贴士

① BMI 也叫作身体质量指数，是国际通用的体重判定指标，计算公式为：BMI= 体重（kg）÷ 身高的平方（m²）。

② 体脂率是指身体脂肪重量与体重的百分比。

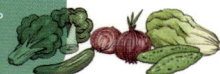

在下方绘制出体重变化曲线。

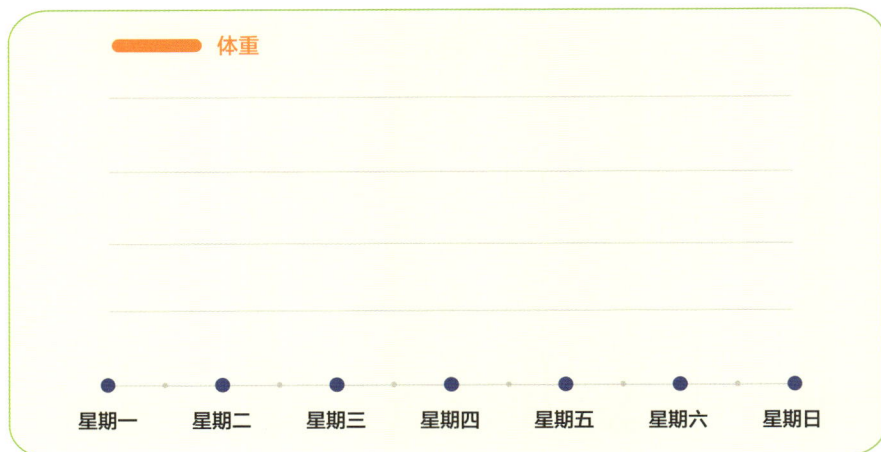

━━━ 体重

星期一　　星期二　　星期三　　星期四　　星期五　　星期六　　星期日

饮食情况记录 Dietary record

每日餐盘 ●○○

记录本周每日早餐、午餐、晚餐食物组成，以及每大类食物占餐盘的大致比例。

小贴士 以图中平衡膳食餐盘为目标，每天要吃 12 种以上的食物，每周要吃 25 种以上的食物。

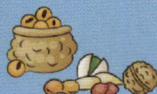

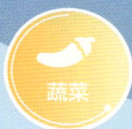
蔬菜

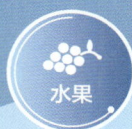
水果

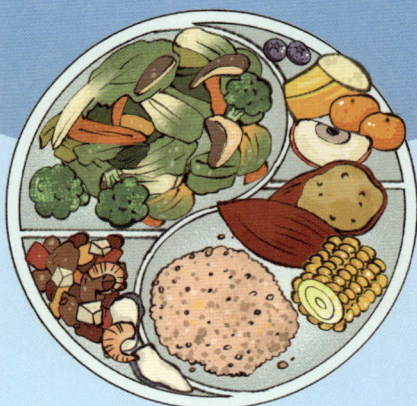

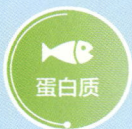
蛋白质

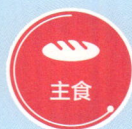
主食

星期一	主食	蛋白质	蔬菜	水果	食物种类总数
早餐					
午餐					
晚餐					
合计					

065

星期二	主食	蛋白质	蔬菜	水果	食物种类总数
早餐					
午餐					
晚餐					
合计					

星期三					
早餐					
午餐					
晚餐					
合计					

星期四					
早餐					
午餐					
晚餐					
合计					

星期五	主食	蛋白质	蔬菜	水果	食物种类总数
早餐					
午餐					
晚餐					
合计					
星期六					
早餐					
午餐					
晚餐					
合计					
星期日					
早餐					
午餐					
晚餐					
合计					

运动情况记录　Fitness record

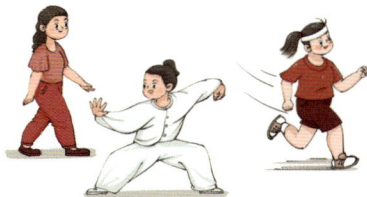

记录本周每日运动项目和运动时长。

	星期一	星期二	星期三	星期四	星期五	星期六	星期日	平均值
日期								
有氧运动								
抗阻运动								
通勤方式								
久坐放松								

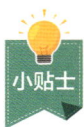

小贴士

① 有氧运动指以有氧代谢提供运动中所需能量的运动方式，可以提高耐力，增强心肺功能，如慢跑、骑行、游泳、跳绳。

② 抗阻运动又称力量运动，是指通过使用外部阻力（如哑铃、阻力带或自身质量等）来增强肌肉力量、耐力的运动方法。

在下方绘制出本周进行"有氧运动"和"抗阻运动"的累计时长。

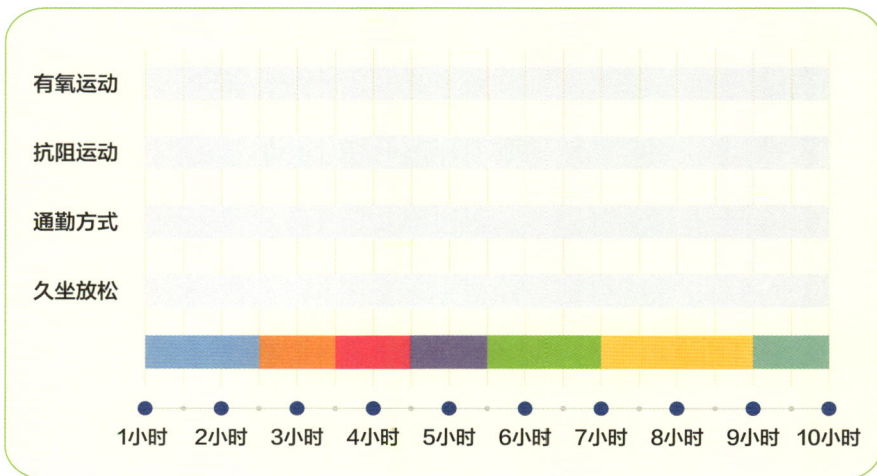

有氧运动

抗阻运动

通勤方式

久坐放松

1小时　2小时　3小时　4小时　5小时　6小时　7小时　8小时　9小时　10小时

睡眠情况记录 Sleep record

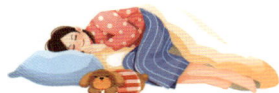

记录本周每日入睡时间、起床时间、睡眠时长、睡眠质量，并对本周整体睡眠环境和习惯做出评价。

	星期一	星期二	星期三	星期四	星期五	星期六	星期日	平均值
日期								
入睡时间								
起床时间								
睡眠时长								
睡眠质量								

☺ ☹ 😐 — — — — — — — — — —

睡前1小时 泡脚15~30分钟

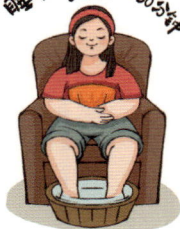

噪音　○ 安静　○ 轻微　○ 嘈杂

温度　○ 舒适　○ 过冷　○ 过热

光线　○ 黑暗　○ 昏暗　○ 明亮

睡前正向习惯　○ 阅读　○ 冥想　○ 泡脚　○ 听白噪声

睡前负向习惯　○ 刷手机　○ 吃宵夜　○ 剧烈运动　○ 喝咖啡

━ **理想入睡时间**　━ **实际入睡时间**

21：00
22：00
23：00
24：00 以后

● ● ● ● ● ● ●
星期一 星期二 星期三 星期四 星期五 星期六 星期日

━ **理想睡眠时长**　━ **实际睡眠时长**

15 小时
10 小时
5 小时
0 小时

● ● ● ● ● ● ●
星期一 星期二 星期三 星期四 星期五 星期六 星期日

069

做个记录吧
Make a record

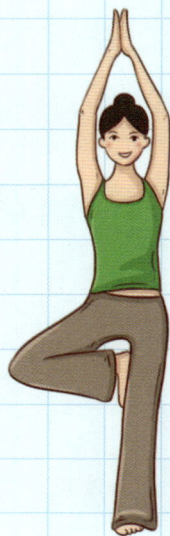

月度
Monthly
总结

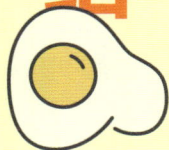

体重、腰围、体脂率月度下降情况

饮食健康

运动成果

睡眠情况

WEEK 9

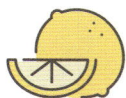

第九周

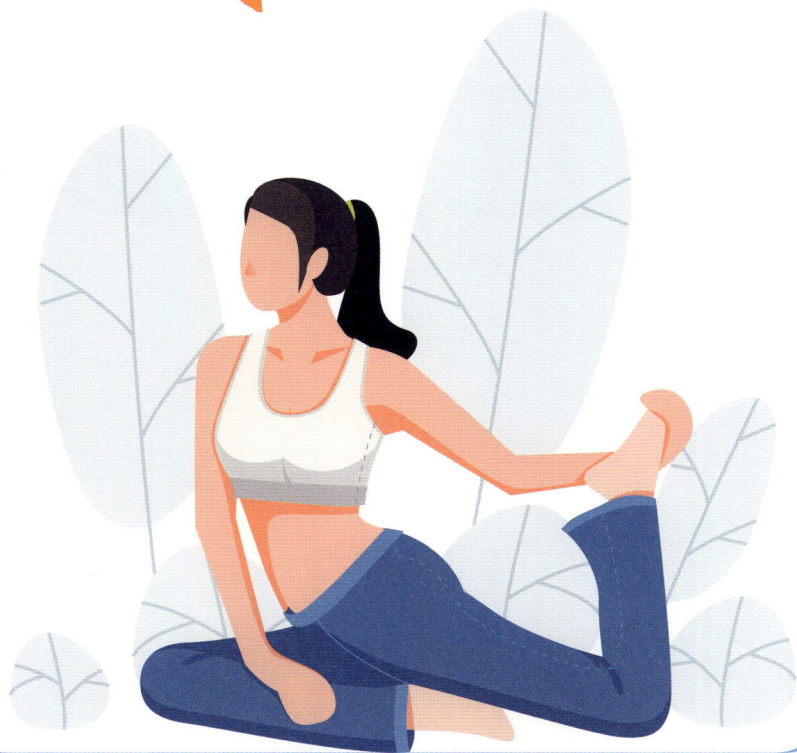

身体测量记录　Body measurement record

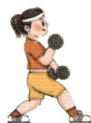

记录本周身高、体重、腰围、体脂率变化情况。

	星期一	星期二	星期三	星期四	星期五	星期六	星期日	平均值
日期								
身高								
体重								
BMI								
腰围								
体脂率								

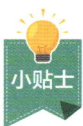

小贴士

① BMI 也叫作身体质量指数，是国际通用的体重判定指标，计算公式为：BMI= 体重（kg）÷ 身高的平方（m²）。

② 体脂率是指身体脂肪重量与体重的百分比。

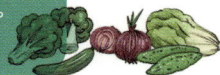

在下方绘制出体重变化曲线。

━━━ **体重**

星期一　　星期二　　星期三　　星期四　　星期五　　星期六　　星期日

饮食情况记录 Dietary record

每日餐盘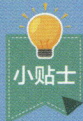

记录本周每日早餐、午餐、晚餐食物组成，以及每大类食物占餐盘的大致比例。

小贴士 以图中平衡膳食餐盘为目标，每天要吃 12 种以上的食物，每周要吃 25 种以上的食物。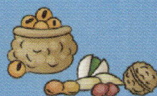

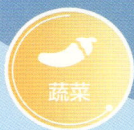 蔬菜

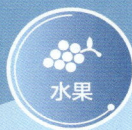 水果

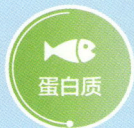 蛋白质

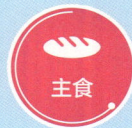 主食

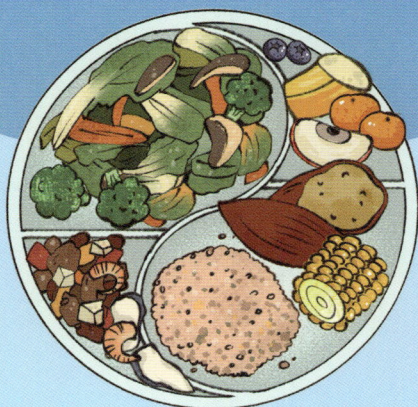

星期一	主食	蛋白质	蔬菜	水果	食物种类总数
早餐					
午餐					
晚餐					
合计					

星期二	主食	蛋白质	蔬菜	水果	食物种类总数
早餐					
午餐					
晚餐					
合计					

星期三					
早餐					
午餐					
晚餐					
合计					

星期四					
早餐					
午餐					
晚餐					
合计					

星期五	主食	蛋白质	蔬菜	水果	食物种类总数
早餐					
午餐					
晚餐					
合计					
星期六					
早餐					
午餐					
晚餐					
合计					
星期日					
早餐					
午餐					
晚餐					
合计					

运动情况记录 Fitness record

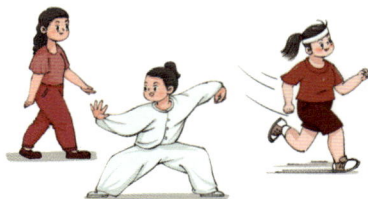

记录本周每日运动项目和运动时长。

	星期一	星期二	星期三	星期四	星期五	星期六	星期日	平均值
日期								
有氧运动								
抗阻运动								
通勤方式								
久坐放松								

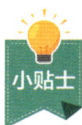

小贴士

① 有氧运动指以有氧代谢提供运动中所需能量的运动方式，可以提高耐力，增强心肺功能，如慢跑、骑行、游泳、跳绳。

② 抗阻运动又称力量运动，是指通过使用外部阻力（如哑铃、阻力带或自身质量等）来增强肌肉力量、耐力的运动方法。

在下方绘制出本周进行"有氧运动"和"抗阻运动"的累计时长。

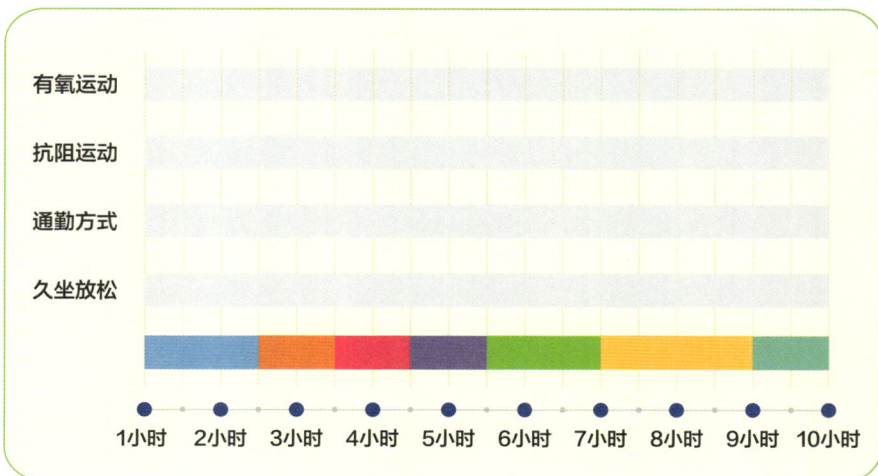

有氧运动						
抗阻运动						
通勤方式						
久坐放松						

1小时　2小时　3小时　4小时　5小时　6小时　7小时　8小时　9小时　10小时

睡眠情况记录 Sleep record

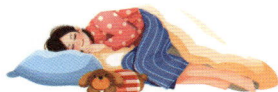

记录本周每日入睡时间、起床时间、睡眠时长、睡眠质量，并对本周整体睡眠环境和习惯做出评价。

	星期一	星期二	星期三	星期四	星期五	星期六	星期日	平均值
日期								
入睡时间								
起床时间								
睡眠时长								
睡眠质量								

☺ ☹ 😐 ——————————————————

睡前1小时 泡脚15~30分钟

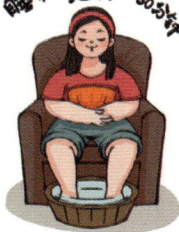

噪音　○ 安静　○ 轻微　○ 嘈杂

温度　○ 舒适　○ 过冷　○ 过热

光线　○ 黑暗　○ 昏暗　○ 明亮

睡前正向习惯　○ 阅读　○ 冥想　○ 泡脚　○ 听白噪声

睡前负向习惯　○ 刷手机　○ 吃宵夜　○ 剧烈运动　○ 喝咖啡

▬ 理想入睡时间	▬ 实际入睡时间

21：00 —————————————
22：00 —————————————
23：00 —————————————
24：00 以后 ————————

● ● ● ● ● ● ●
星期一　星期二　星期三　星期四　星期五　星期六　星期日

▬ 理想睡眠时长	▬ 实际睡眠时长

15 小时 —————————————
10 小时 —————————————
5 小时 —————————————
0 小时 —————————————

● ● ● ● ● ● ●
星期一　星期二　星期三　星期四　星期五　星期六　星期日

做个记录吧
Make a record

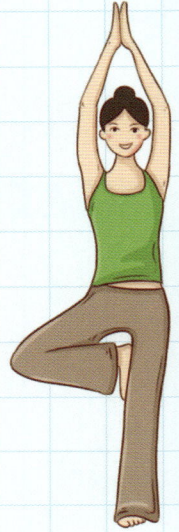

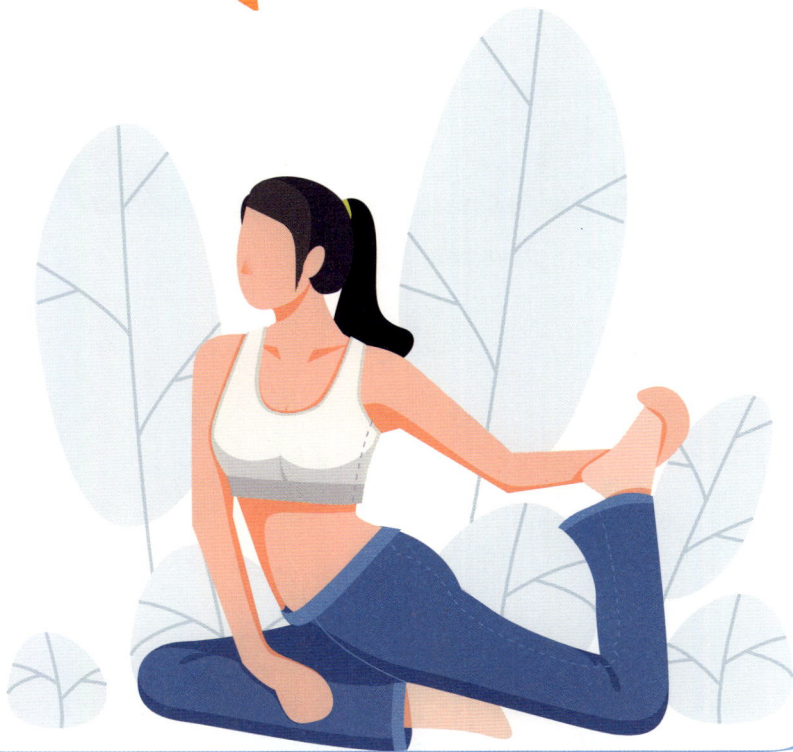

WEEK 10

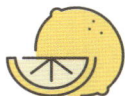

第十周

身体测量记录　Body measurement record

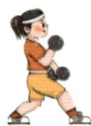

记录本周身高、体重、腰围、体脂率变化情况。

	星期一	星期二	星期三	星期四	星期五	星期六	星期日	平均值
日期								
身高								
体重								
BMI								
腰围								
体脂率								

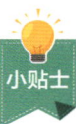

小贴士

① BMI 也叫作身体质量指数，是国际通用的体重判定指标，计算公式为：BMI= 体重（kg）÷ 身高的平方（m²）。

② 体脂率是指身体脂肪重量与体重的百分比。

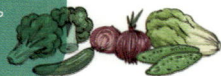

在下方绘制出体重变化曲线。

——— 体重

星期一　　星期二　　星期三　　星期四　　星期五　　星期六　　星期日

饮食情况记录 Dietary record

每日餐盘 ●○○

记录本周每日早餐、午餐、晚餐食物组成，以及每大类食物占餐盘的大致比例。

小贴士 以图中平衡膳食餐盘为目标，每天要吃 12 种以上的食物，每周要吃 25 种以上的食物。

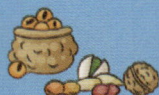

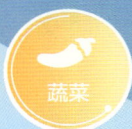
蔬菜

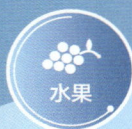
水果

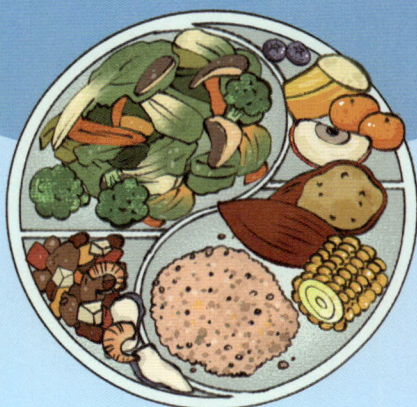

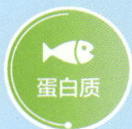
蛋白质

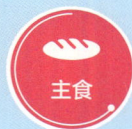
主食

星期一	主食	蛋白质	蔬菜	水果	食物种类总数
早餐					
午餐					
晚餐					
合计					

星期二	主食	蛋白质	蔬菜	水果	食物种类总数
早餐					
午餐					
晚餐					
合计					
星期三					
早餐					
午餐					
晚餐					
合计					
星期四					
早餐					
午餐					
晚餐					
合计					

星期五	主食	蛋白质	蔬菜	水果	食物种类总数
早餐					
午餐					
晚餐					
合计					
星期六					
早餐					
午餐					
晚餐					
合计					
星期日					
早餐					
午餐					
晚餐					
合计					

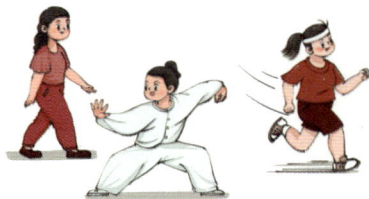

记录本周每日运动项目和运动时长。

	星期一	星期二	星期三	星期四	星期五	星期六	星期日	平均值
日期								
有氧运动								
抗阻运动								
通勤方式								
久坐放松								

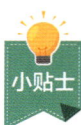

小贴士

① 有氧运动指以有氧代谢提供运动中所需能量的运动方式，可以提高耐力，增强心肺功能，如慢跑、骑行、游泳、跳绳。

② 抗阻运动又称力量运动，是指通过使用外部阻力（如哑铃、阻力带或自身质量等）来增强肌肉力量、耐力的运动方法。

在下方绘制出本周进行"有氧运动"和"抗阻运动"的累计时长。

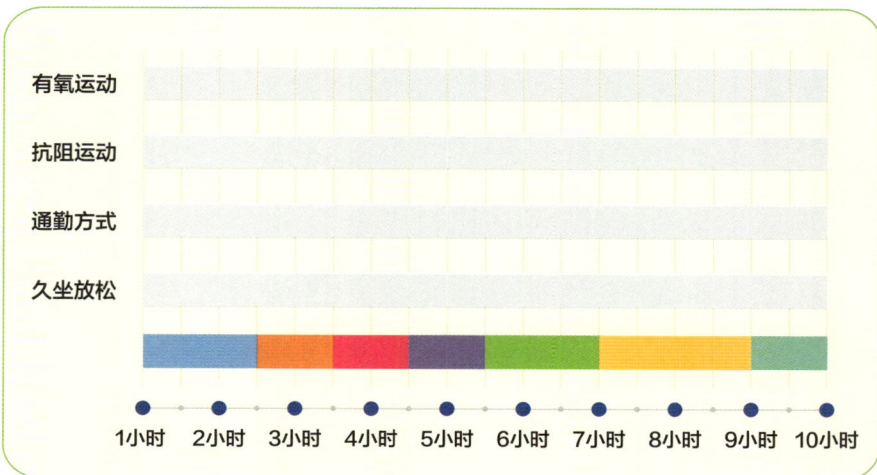

有氧运动

抗阻运动

通勤方式

久坐放松

1小时　2小时　3小时　4小时　5小时　6小时　7小时　8小时　9小时　10小时

睡眠情况记录 Sleep record

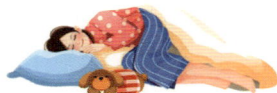

记录本周每日入睡时间、起床时间、睡眠时长、睡眠质量，并对本周整体睡眠环境和习惯做出评价。

	星期一	星期二	星期三	星期四	星期五	星期六	星期日	平均值
日期								
入睡时间								
起床时间								
睡眠时长								
睡眠质量								

☺ ☹ 😐 — — — — — — — — — — — — — —

睡前1小时 泡脚15~30分钟

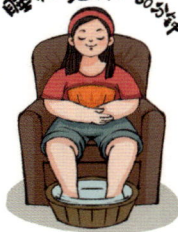

噪音　○ 安静　○ 轻微　○ 嘈杂

温度　○ 舒适　○ 过冷　○ 过热

光线　○ 黑暗　○ 昏暗　○ 明亮

睡前正向习惯　○ 阅读　○ 冥想　○ 泡脚　○ 听白噪声

睡前负向习惯　○ 刷手机　○ 吃宵夜　○ 剧烈运动　○ 喝咖啡

● **理想入睡时间**　　● **实际入睡时间**

21：00
22：00
23：00
24：00以后

星期一　星期二　星期三　星期四　星期五　星期六　星期日

● **理想睡眠时长**　　● **实际睡眠时长**

15 小时
10 小时
5 小时
0 小时

星期一　星期二　星期三　星期四　星期五　星期六　星期日

做个记录吧
Make a record

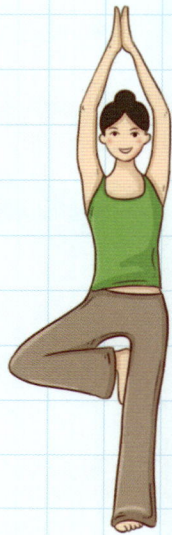

WEEK 11

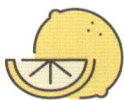

第十一周

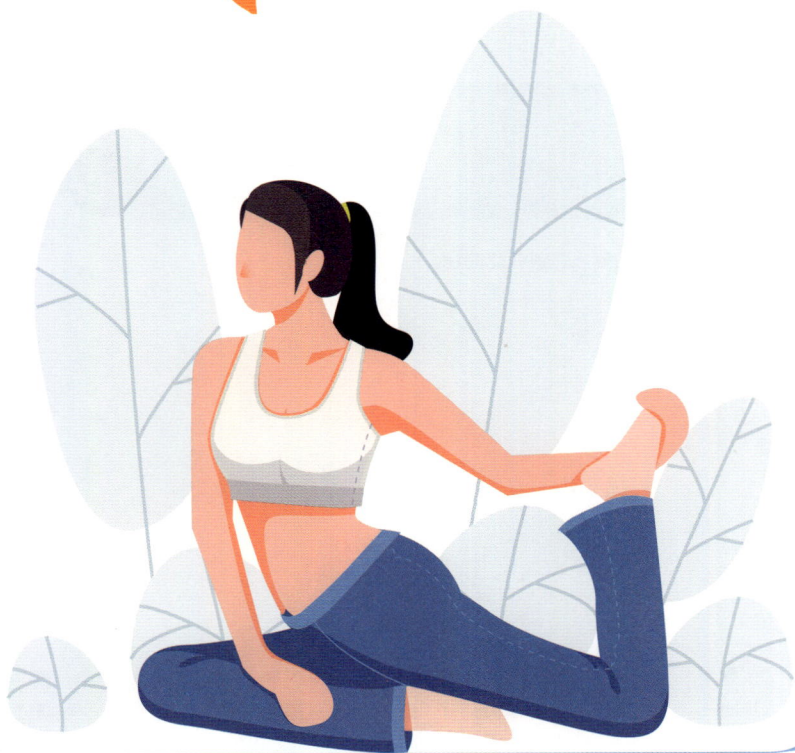

身体测量记录 Body measurement record

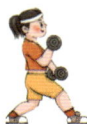

记录本周身高、体重、腰围、体脂率变化情况。

	星期一	星期二	星期三	星期四	星期五	星期六	星期日	平均值
日期								
身高								
体重								
BMI								
腰围								
体脂率								

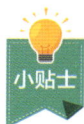

小贴士

① BMI 也叫作身体质量指数，是国际通用的体重判定指标，计算公式为：BMI= 体重（kg）÷ 身高的平方（m²）。

② 体脂率是指身体脂肪重量与体重的百分比。

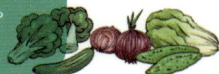

在下方绘制出体重变化曲线。

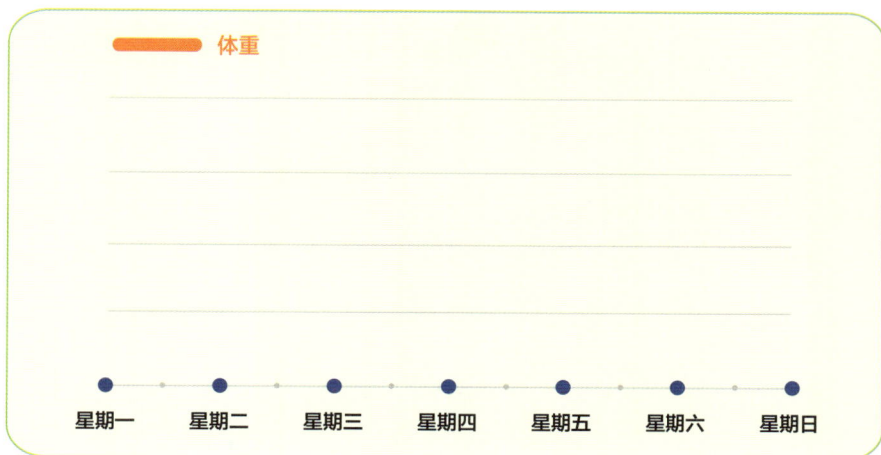

━━━ 体重

星期一　　星期二　　星期三　　星期四　　星期五　　星期六　　星期日

饮食情况记录 Dietary record

每日餐盘 ●○○

记录本周每日早餐、午餐、晚餐食物组成，以及每大类食物占餐盘的大致比例。

小贴士 以图中平衡膳食餐盘为目标，每天要吃 12 种以上的食物，每周要吃 25 种以上的食物。

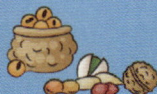

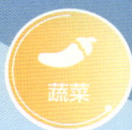
蔬菜

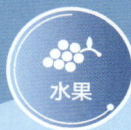
水果

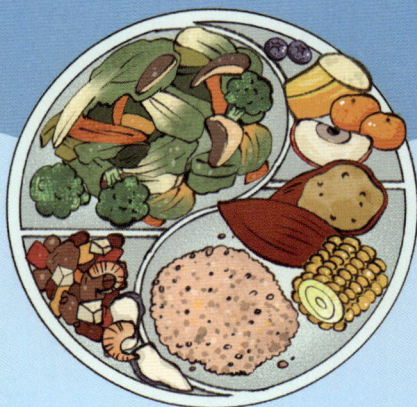

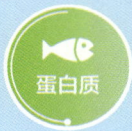
蛋白质

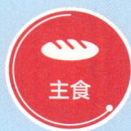
主食

星期一	主食	蛋白质	蔬菜	水果	食物种类总数
早餐					
午餐					
晚餐					
合计					

星期二	主食	蛋白质	蔬菜	水果	食物种类总数
早餐					
午餐					
晚餐					
合计					
星期三					
早餐					
午餐					
晚餐					
合计					
星期四					
早餐					
午餐					
晚餐					
合计					

星期五	主食	蛋白质	蔬菜	水果	食物种类总数
早餐					
午餐					
晚餐					
合计					
星期六					
早餐					
午餐					
晚餐					
合计					
星期日					
早餐					
午餐					
晚餐					
合计					

运动情况记录 Fitness record

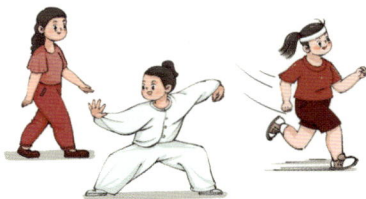

记录本周每日运动项目和运动时长。

	星期一	星期二	星期三	星期四	星期五	星期六	星期日	平均值
日期								
有氧运动								
抗阻运动								
通勤方式								
久坐放松								

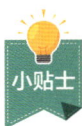

小贴士

① 有氧运动指以有氧代谢提供运动中所需能量的运动方式，可以提高耐力，增强心肺功能，如慢跑、骑行、游泳、跳绳。

② 抗阻运动又称力量运动，是指通过使用外部阻力（如哑铃、阻力带或自身质量等）来增强肌肉力量、耐力的运动方法。

在下方绘制出本周进行"有氧运动"和"抗阻运动"的累计时长。

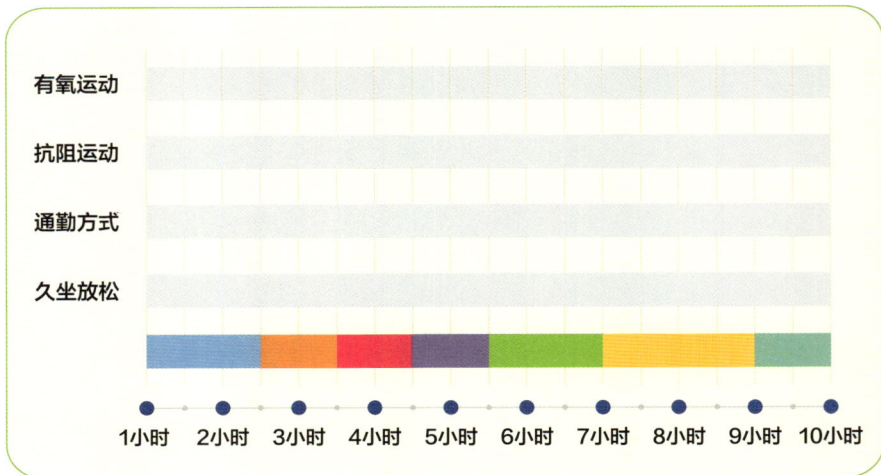

有氧运动

抗阻运动

通勤方式

久坐放松

1小时　2小时　3小时　4小时　5小时　6小时　7小时　8小时　9小时　10小时

睡眠情况记录 Sleep record

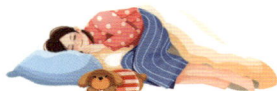

记录本周每日入睡时间、起床时间、睡眠时长、睡眠质量，并对本周整体睡眠环境和习惯做出评价。

	星期一	星期二	星期三	星期四	星期五	星期六	星期日	平均值
日期								
入睡时间								
起床时间								
睡眠时长								
睡眠质量								

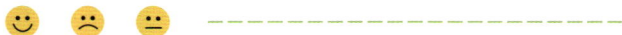

☺ ☹ 😐 – – – – – – – – – – – – – – – – – – –

睡前1小时 泡脚15~30分钟

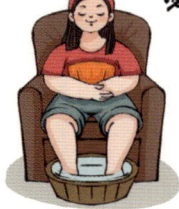

噪音 ○ 安静 ○ 轻微 ○ 嘈杂

温度 ○ 舒适 ○ 过冷 ○ 过热

光线 ○ 黑暗 ○ 昏暗 ○ 明亮

睡前正向习惯 ○ 阅读 ○ 冥想 ○ 泡脚 ○ 听白噪声

睡前负向习惯 ○ 刷手机 ○ 吃宵夜 ○ 剧烈运动 ○ 喝咖啡

■ 理想入睡时间　■ 实际入睡时间

21：00
22：00
23：00
24：00以后

星期一　星期二　星期三　星期四　星期五　星期六　星期日

■ 理想睡眠时长　■ 实际睡眠时长

15 小时
10 小时
5 小时
0 小时

星期一　星期二　星期三　星期四　星期五　星期六　星期日

做个记录吧
Make a record

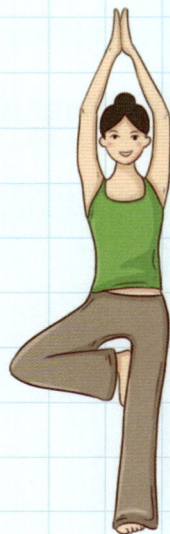

WEEK 12

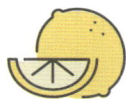

第十二周

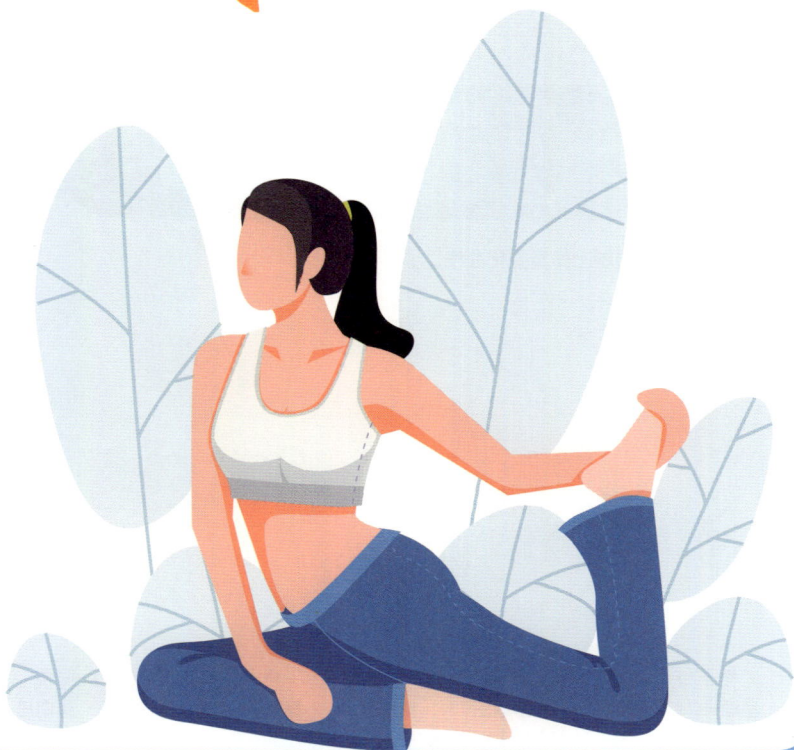

身体测量记录　Body measurement record

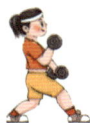

记录本周身高、体重、腰围、体脂率变化情况。

	星期一	星期二	星期三	星期四	星期五	星期六	星期日	平均值
日期								
身高								
体重								
BMI								
腰围								
体脂率								

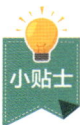

小贴士

① BMI 也叫作身体质量指数，是国际通用的体重判定指标，计算公式为：BMI= 体重（kg）÷ 身高的平方（m^2）。

② 体脂率是指身体脂肪重量与体重的百分比。

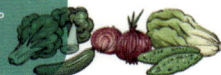

在下方绘制出体重变化曲线。

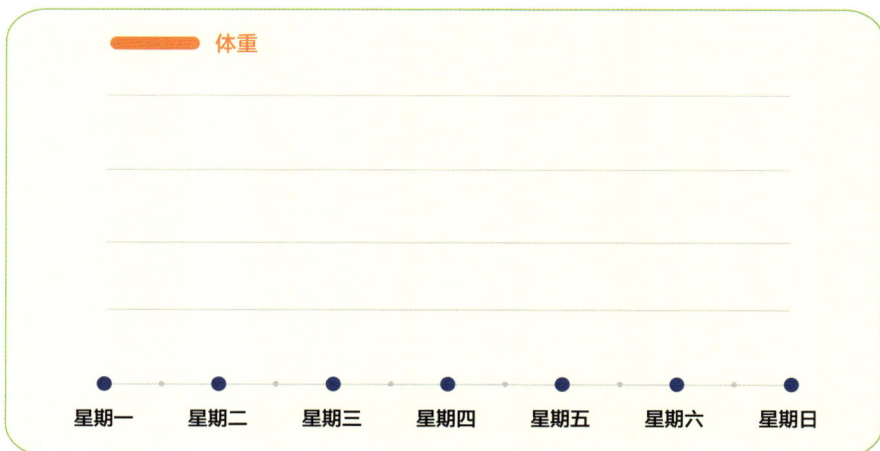

—— 体重

星期一　　星期二　　星期三　　星期四　　星期五　　星期六　　星期日

饮食情况记录 Dietary record

每日餐盘 〇〇〇

记录本周每日早餐、午餐、晚餐食物组成，以及每大类食物占餐盘的大致比例。

小贴士 以图中平衡膳食餐盘为目标，每天要吃 12 种以上的食物，每周要吃 25 种以上的食物。

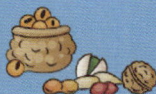

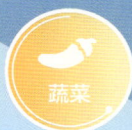
蔬菜

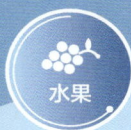
水果

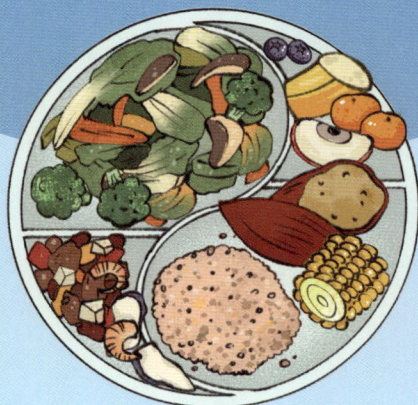

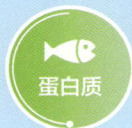
蛋白质

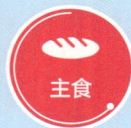
主食

星期一	主食	蛋白质	蔬菜	水果	食物种类总数
早餐					
午餐					
晚餐					
合计					

	主食	蛋白质	蔬菜	水果	食物种类总数
星期二					
早餐					
午餐					
晚餐					
合计					
星期三					
早餐					
午餐					
晚餐					
合计					
星期四					
早餐					
午餐					
晚餐					
合计					

星期五	主食	蛋白质	蔬菜	水果	食物种类总数
早餐					
午餐					
晚餐					
合计					
星期六					
早餐					
午餐					
晚餐					
合计					
星期日					
早餐					
午餐					
晚餐					
合计					

运动情况记录 Fitness record

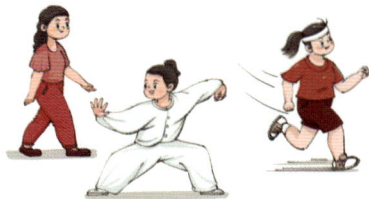

记录本周每日运动项目和运动时长。

	星期一	星期二	星期三	星期四	星期五	星期六	星期日	平均值
日期								
有氧运动								
抗阻运动								
通勤方式								
久坐放松								

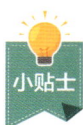

小贴士

① 有氧运动指以有氧代谢提供运动中所需能量的运动方式，可以提高耐力，增强心肺功能，如慢跑、骑行、游泳、跳绳。

② 抗阻运动又称力量运动，是指通过使用外部阻力（如哑铃、阻力带或自身质量等）来增强肌肉力量、耐力的运动方法。

在下方绘制出本周进行"有氧运动"和"抗阻运动"的累计时长。

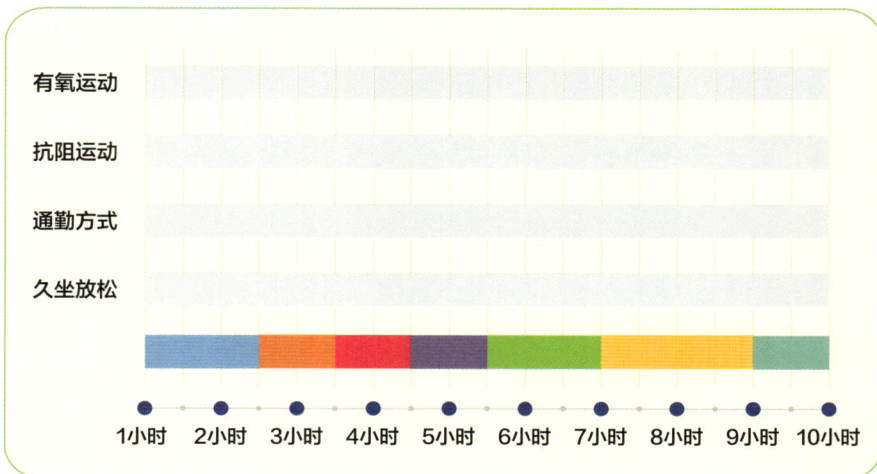

有氧运动

抗阻运动

通勤方式

久坐放松

1小时　2小时　3小时　4小时　5小时　6小时　7小时　8小时　9小时　10小时

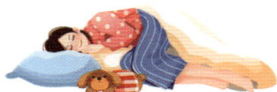

睡眠情况记录　Sleep record

记录本周每日入睡时间、起床时间、睡眠时长、睡眠质量，并对本周整体睡眠环境和习惯做出评价。

	星期一	星期二	星期三	星期四	星期五	星期六	星期日	平均值
日期								
入睡时间								
起床时间								
睡眠时长								
睡眠质量								

☺　☹　😐　— — — — — — — — — — — — — — —

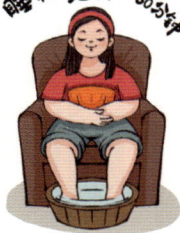
睡前1小时 泡脚15~30分钟

噪音　○安静　○轻微　○嘈杂

温度　○舒适　○过冷　○过热

光线　○黑暗　○昏暗　○明亮

睡前正向习惯　○阅读　○冥想　○泡脚　○听白噪声

睡前负向习惯　○刷手机　○吃宵夜　○剧烈运动　○喝咖啡

━ 理想入睡时间　　━ 实际入睡时间	━ 理想睡眠时长　　━ 实际睡眠时长
21：00 22：00 23：00 24：00以后	15 小时 10 小时 5 小时 0 小时
星期一　星期二　星期三　星期四　星期五　星期六　星期日	星期一　星期二　星期三　星期四　星期五　星期六　星期日

做个记录吧
Make a record

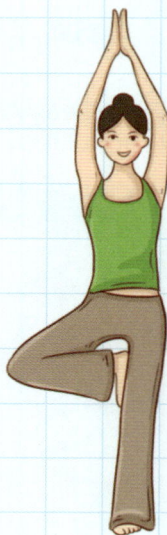

月度
Monthly
总结

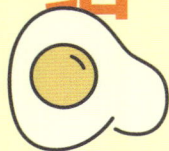

体重、腰围、体脂率月度下降情况

饮食健康

运动成果

睡眠情况

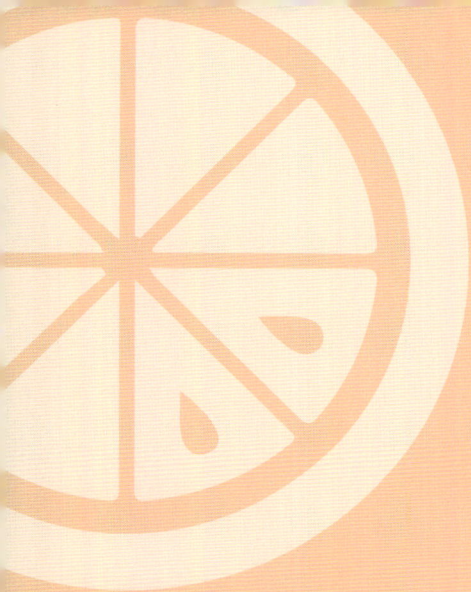

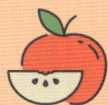

沉淀健康厚度

Deep Cultivation
Phase

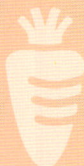

WEEK 13

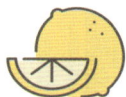

第十三周

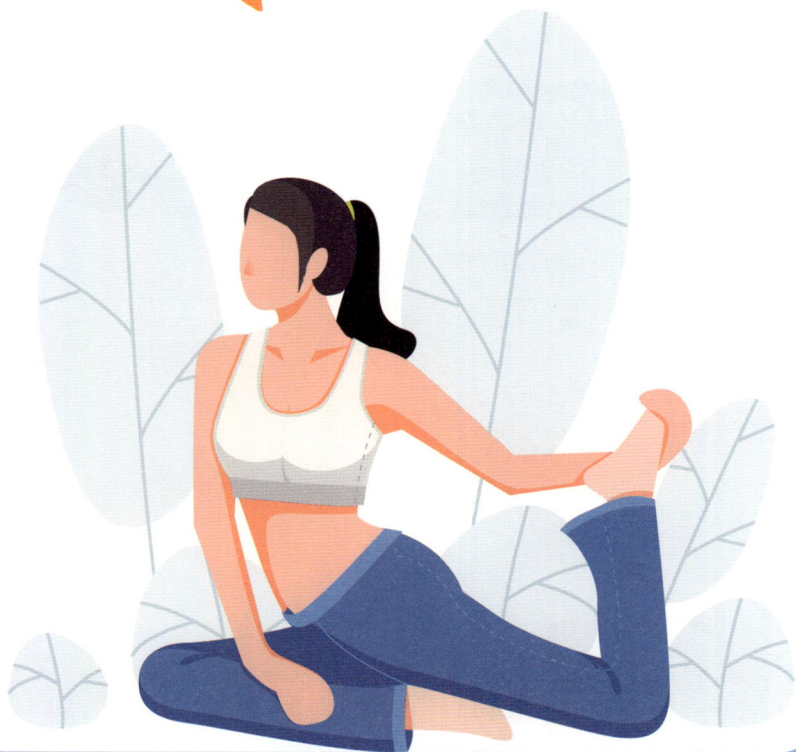

身体测量记录 Body measurement record

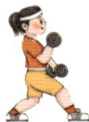

记录本周身高、体重、腰围、体脂率变化情况。

	星期一	星期二	星期三	星期四	星期五	星期六	星期日	平均值
日期								
身高								
体重								
BMI								
腰围								
体脂率								

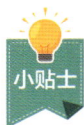

小贴士

① BMI 也叫作身体质量指数，是国际通用的体重判定指标，计算公式为：BMI= 体重（kg）÷ 身高的平方（m²）。

② 体脂率是指身体脂肪重量与体重的百分比。

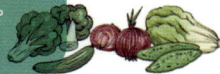

在下方绘制出体重变化曲线。

体重

星期一　星期二　星期三　星期四　星期五　星期六　星期日

110

饮食情况记录 Dietary record

每日餐盘 ●○○

记录本周每日早餐、午餐、晚餐食物组成，以及每大类食物占餐盘的大致比例。

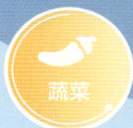
小贴士

以图中平衡膳食餐盘为目标，每天要吃 12 种以上的食物，每周要吃 25 种以上的食物。

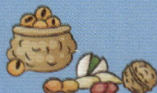

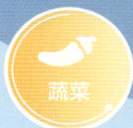
蔬菜

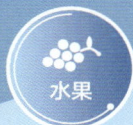
水果

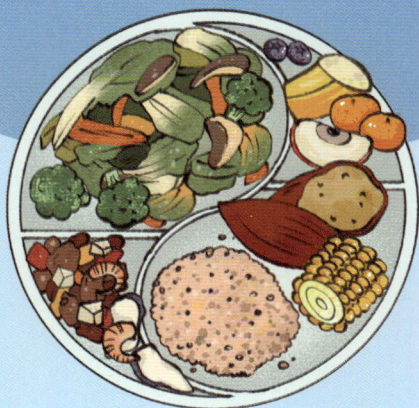

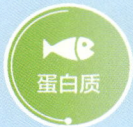
蛋白质

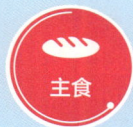
主食

星期一	主食	蛋白质	蔬菜	水果	食物种类总数
早餐					
午餐					
晚餐					
合计					

111

	主食	蛋白质	蔬菜	水果	食物种类总数
星期二					
早餐					
午餐					
晚餐					
合计					
星期三					
早餐					
午餐					
晚餐					
合计					
星期四					
早餐					
午餐					
晚餐					
合计					

	主食	蛋白质	蔬菜	水果	食物种类总数
星期五					
早餐					
午餐					
晚餐					
合计					
星期六					
早餐					
午餐					
晚餐					
合计					
星期日					
早餐					
午餐					
晚餐					
合计					

运动情况记录 Fitness record

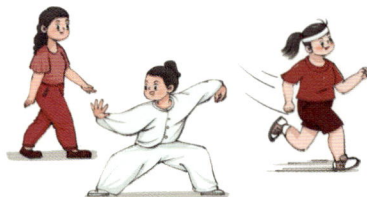

记录本周每日运动项目和运动时长。

	星期一	星期二	星期三	星期四	星期五	星期六	星期日	平均值
日期								
有氧运动								
抗阻运动								
通勤方式								
久坐放松								

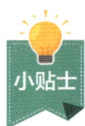

小贴士

① 有氧运动指以有氧代谢提供运动中所需能量的运动方式，可以提高耐力，增强心肺功能，如慢跑、骑行、游泳、跳绳。

② 抗阻运动又称力量运动，是指通过使用外部阻力（如哑铃、阻力带或自身质量等）来增强肌肉力量、耐力的运动方法。

在下方绘制出本周进行"有氧运动"和"抗阻运动"的累计时长。

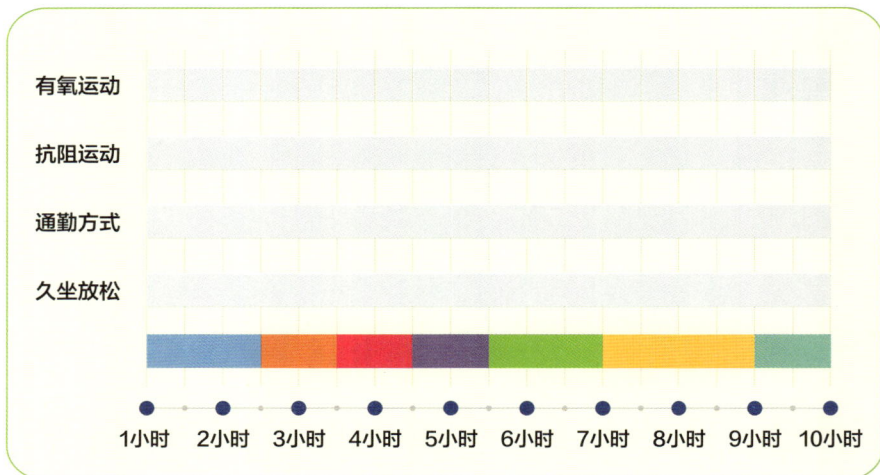

| 有氧运动 |
| 抗阻运动 |
| 通勤方式 |
| 久坐放松 |

1小时　2小时　3小时　4小时　5小时　6小时　7小时　8小时　9小时　10小时

睡眠情况记录　Sleep record

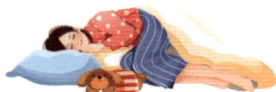

记录本周每日入睡时间、起床时间、睡眠时长、睡眠质量，并对本周整体睡眠环境和习惯做出评价。

	星期一	星期二	星期三	星期四	星期五	星期六	星期日	平均值
日期								
入睡时间								
起床时间								
睡眠时长								
睡眠质量								

☺　☹　😐　— —

睡前1小时
泡脚15~30分钟

噪音　　○安静　○轻微　○嘈杂

温度　　○舒适　○过冷　○过热

光线　　○黑暗　○昏暗　○明亮

睡前正向习惯　　○阅读　○冥想　○泡脚　○听白噪声

睡前负向习惯　　○刷手机　○吃宵夜　○剧烈运动　○喝咖啡

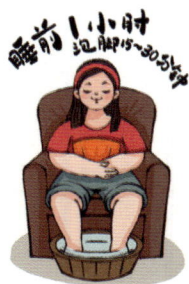

● 理想入睡时间　　● 实际入睡时间

21：00
22：00
23：00
24：00 以后

星期一　星期二　星期三　星期四　星期五　星期六　星期日

● 理想睡眠时长　　● 实际睡眠时长

15 小时
10 小时
5 小时
0 小时

星期一　星期二　星期三　星期四　星期五　星期六　星期日

115

做个记录吧
Make a record

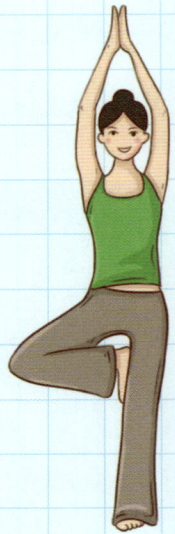

WEEK 14

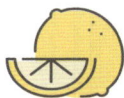

第十四周

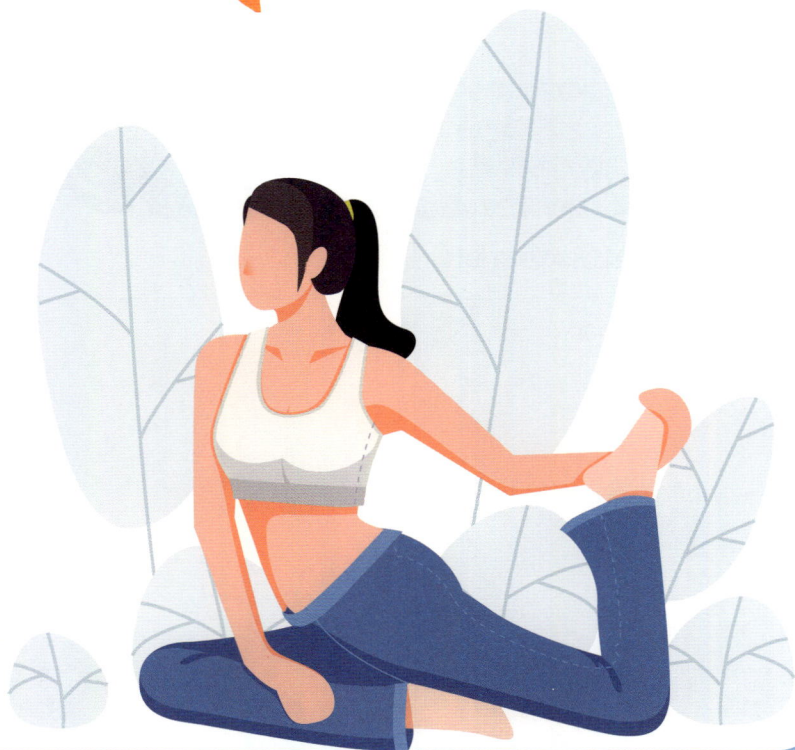

身体测量记录　Body measurement record

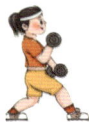

记录本周身高、体重、腰围、体脂率变化情况。

	星期一	星期二	星期三	星期四	星期五	星期六	星期日	平均值
日期								
身高								
体重								
BMI								
腰围								
体脂率								

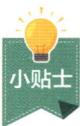

小贴士

① BMI 也叫作身体质量指数，是国际通用的体重判定指标，计算公式为：BMI= 体重（kg）÷ 身高的平方（m^2）。

② 体脂率是指身体脂肪重量与体重的百分比。

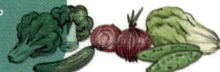

在下方绘制出体重变化曲线。

—— 体重

星期一　　星期二　　星期三　　星期四　　星期五　　星期六　　星期日

118

饮食情况记录　Dietary record

每日餐盘 ●●●

记录本周每日早餐、午餐、晚餐食物组成，以及每大类食物占餐盘的大致比例。

小贴士

以图中平衡膳食餐盘为目标，每天要吃 12 种以上的食物，每周要吃 25 种以上的食物。

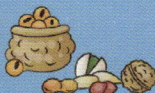

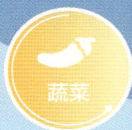
蔬菜

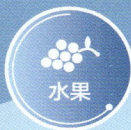
水果

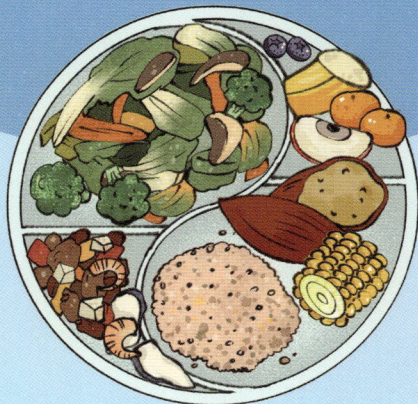

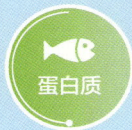
蛋白质

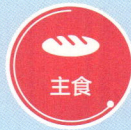
主食

星期一	主食	蛋白质	蔬菜	水果	食物种类总数
早餐					
午餐					
晚餐					
合计					

星期二	主食	蛋白质	蔬菜	水果	食物种类总数
早餐					
午餐					
晚餐					
合计					
星期三					
早餐					
午餐					
晚餐					
合计					
星期四					
早餐					
午餐					
晚餐					
合计					

	主食	蛋白质	蔬菜	水果	食物种类总数
星期五					
早餐					
午餐					
晚餐					
合计					
星期六					
早餐					
午餐					
晚餐					
合计					
星期日					
早餐					
午餐					
晚餐					
合计					

运动情况记录　Fitness record

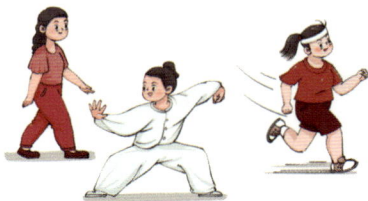

记录本周每日运动项目和运动时长。

	星期一	星期二	星期三	星期四	星期五	星期六	星期日	平均值
日期								
有氧运动								
抗阻运动								
通勤方式								
久坐放松								

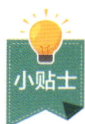

小贴士

① 有氧运动指以有氧代谢提供运动中所需能量的运动方式，可以提高耐力，增强心肺功能，如慢跑、骑行、游泳、跳绳。

② 抗阻运动又称力量运动，是指通过使用外部阻力（如哑铃、阻力带或自身质量等）来增强肌肉力量、耐力的运动方法。

在下方绘制出本周进行"有氧运动"和"抗阻运动"的累计时长。

有氧运动										
抗阻运动										
通勤方式										
久坐放松										

1小时　2小时　3小时　4小时　5小时　6小时　7小时　8小时　9小时　10小时

睡眠情况记录　Sleep record

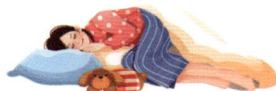

记录本周每日入睡时间、起床时间、睡眠时长、睡眠质量，并对本周整体睡眠环境和习惯做出评价。

	星期一	星期二	星期三	星期四	星期五	星期六	星期日	平均值
日期								
入睡时间								
起床时间								
睡眠时长								
睡眠质量								

☺　☹　😐

睡前1小时 泡脚15~30分钟

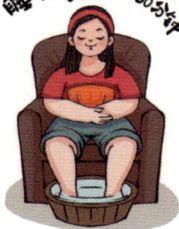

噪音　○ 安静　○ 轻微　○ 嘈杂

温度　○ 舒适　○ 过冷　○ 过热

光线　○ 黑暗　○ 昏暗　○ 明亮

睡前正向习惯　○ 阅读　○ 冥想　○ 泡脚　○ 听白噪声

睡前负向习惯　○ 刷手机　○ 吃宵夜　○ 剧烈运动　○ 喝咖啡

■ 理想入睡时间　■ 实际入睡时间

21：00
22：00
23：00
24：00 以后

星期一　星期二　星期三　星期四　星期五　星期六　星期日

■ 理想睡眠时长　■ 实际睡眠时长

15 小时
10 小时
5 小时
0 小时

星期一　星期二　星期三　星期四　星期五　星期六　星期日

做个记录吧
Make a record

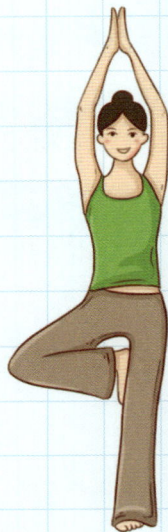

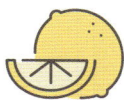

WEEK 15

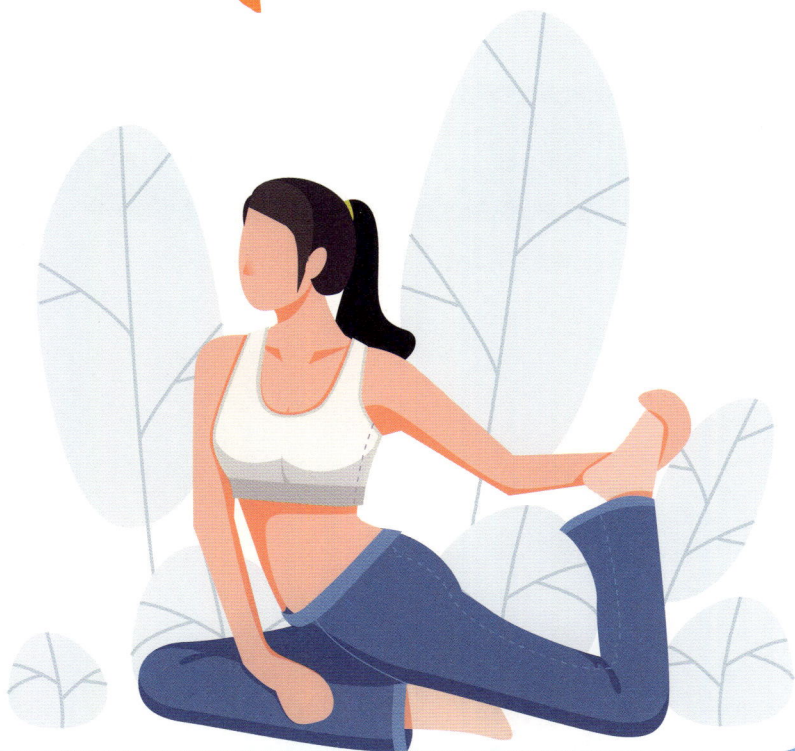

第十五周

身体测量记录 Body measurement record

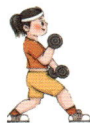

记录本周身高、体重、腰围、体脂率变化情况。

	星期一	星期二	星期三	星期四	星期五	星期六	星期日	平均值
日期								
身高								
体重								
BMI								
腰围								
体脂率								

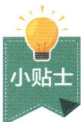

小贴士

① BMI 也叫作身体质量指数，是国际通用的体重判定指标，计算公式为：BMI= 体重（kg）÷ 身高的平方（m²）。

② 体脂率是指身体脂肪重量与体重的百分比。

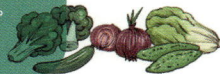

在下方绘制出体重变化曲线。

体重

星期一　星期二　星期三　星期四　星期五　星期六　星期日

126

饮食情况记录 *Dietary record*

每日餐盘 ○○○

记录本周每日早餐、午餐、晚餐食物组成，以及每大类食物占餐盘的大致比例。

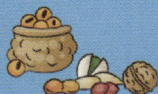

小贴士　以图中平衡膳食餐盘为目标，每天要吃 12 种以上的食物，每周要吃 25 种以上的食物。

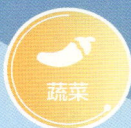 蔬菜

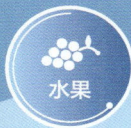 水果

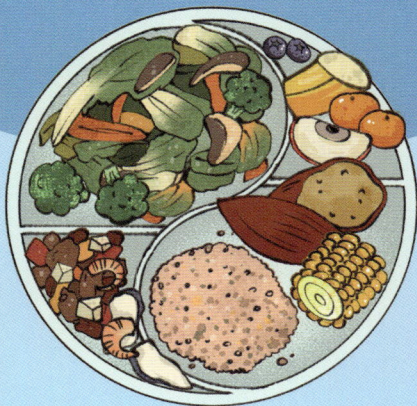

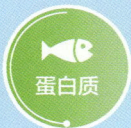 蛋白质

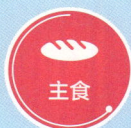 主食

星期一	主食	蛋白质	蔬菜	水果	食物种类总数
早餐					
午餐					
晚餐					
合计					

	主食	蛋白质	蔬菜	水果	食物种类总数

星期二

早餐

午餐

晚餐

合计

星期三

早餐

午餐

晚餐

合计

星期四

早餐

午餐

晚餐

合计

星期五	主食	蛋白质	蔬菜	水果	食物种类总数
早餐					
午餐					
晚餐					
合计					
星期六					
早餐					
午餐					
晚餐					
合计					
星期日					
早餐					
午餐					
晚餐					
合计					

运动情况记录　Fitness record

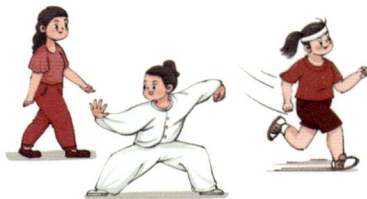

记录本周每日运动项目和运动时长。

	星期一	星期二	星期三	星期四	星期五	星期六	星期日	平均值
日期								
有氧运动								
抗阻运动								
通勤方式								
久坐放松								

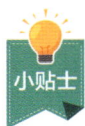

小贴士

① 有氧运动指以有氧代谢提供运动中所需能量的运动方式，可以提高耐力，增强心肺功能，如慢跑、骑行、游泳、跳绳。

② 抗阻运动又称力量运动，是指通过使用外部阻力（如哑铃、阻力带或自身质量等）来增强肌肉力量、耐力的运动方法。

在下方绘制出本周进行"有氧运动"和"抗阻运动"的累计时长。

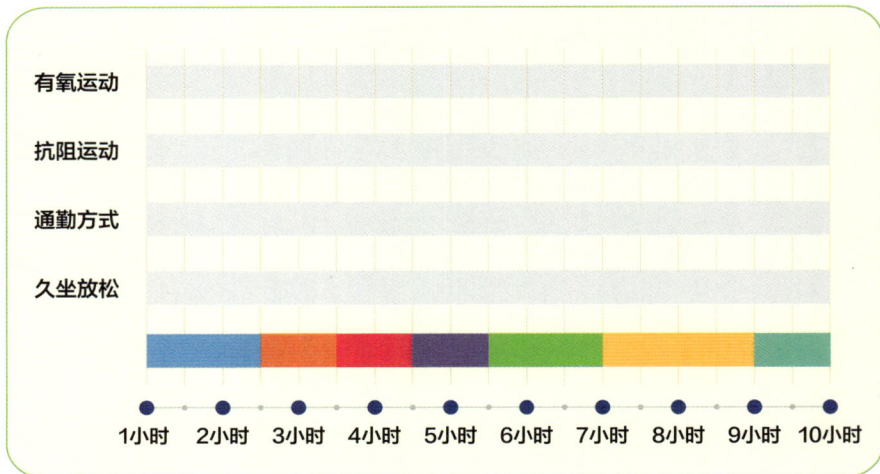

有氧运动									
抗阻运动									
通勤方式									
久坐放松									

1小时　2小时　3小时　4小时　5小时　6小时　7小时　8小时　9小时　10小时

睡眠情况记录　Sleep record

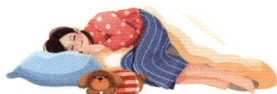

记录本周每日入睡时间、起床时间、睡眠时长、睡眠质量，并对本周整体睡眠环境和习惯做出评价。

	星期一	星期二	星期三	星期四	星期五	星期六	星期日	平均值
日期								
入睡时间								
起床时间								
睡眠时长								
睡眠质量								

☺　☹　😐　———————————————————

睡前1小时 泡脚15～30分钟

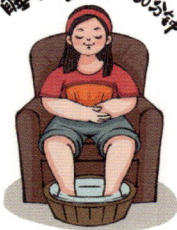

噪音　○ 安静　○ 轻微　○ 嘈杂

温度　○ 舒适　○ 过冷　○ 过热

光线　○ 黑暗　○ 昏暗　○ 明亮

睡前正向习惯　○ 阅读　○ 冥想　○ 泡脚　○ 听白噪声

睡前负向习惯　○ 刷手机　○ 吃宵夜　○ 剧烈运动　○ 喝咖啡

━ 理想入睡时间　　━ 实际入睡时间

21：00
22：00
23：00
24：00 以后

星期一　星期二　星期三　星期四　星期五　星期六　星期日

━ 理想睡眠时长　　━ 实际睡眠时长

15 小时
10 小时
5 小时
0 小时

星期一　星期二　星期三　星期四　星期五　星期六　星期日

131

做个记录吧
Make a record

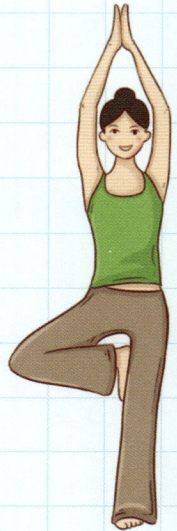

WEEK 16

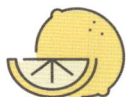

第十六周

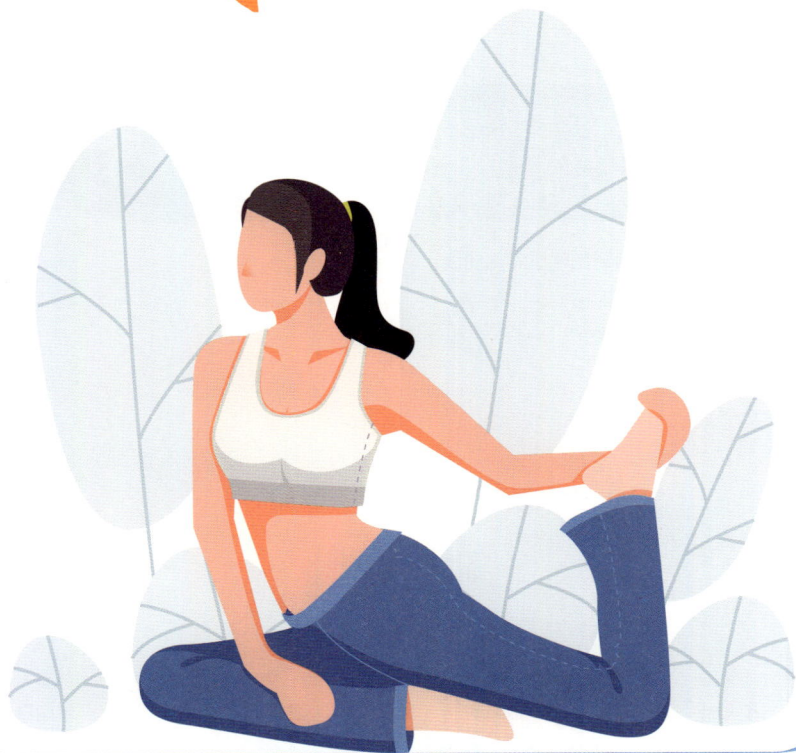

身体测量记录　Body measurement record

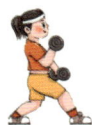

记录本周身高、体重、腰围、体脂率变化情况。

	星期一	星期二	星期三	星期四	星期五	星期六	星期日	平均值
日期								
身高								
体重								
BMI								
腰围								
体脂率								

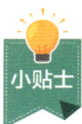

小贴士

① BMI 也叫作身体质量指数，是国际通用的体重判定指标，计算公式为：BMI= 体重（kg）÷ 身高的平方（m^2）。

② 体脂率是指身体脂肪重量与体重的百分比。

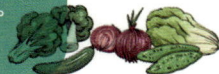

在下方绘制出体重变化曲线。

●——— 体重

星期一　星期二　星期三　星期四　星期五　星期六　星期日

饮食情况记录 Dietary record

每日餐盘 ●○○

记录本周每日早餐、午餐、晚餐食物组成，以及每大类食物占餐盘的大致比例。

小贴士 以图中平衡膳食餐盘为目标，每天要吃 12 种以上的食物，每周要吃 25 种以上的食物。

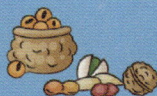

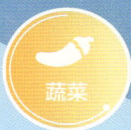
蔬菜

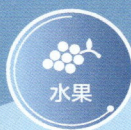
水果

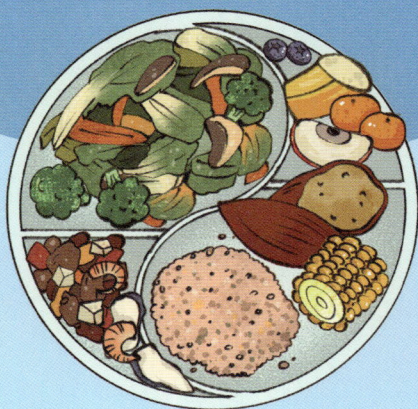

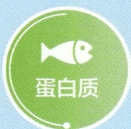
蛋白质

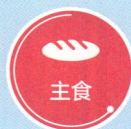
主食

星期一	主食	蛋白质	蔬菜	水果	食物种类总数
早餐					
午餐					
晚餐					
合计					

星期二	主食	蛋白质	蔬菜	水果	食物种类总数
早餐					
午餐					
晚餐					
合计					
星期三					
早餐					
午餐					
晚餐					
合计					
星期四					
早餐					
午餐					
晚餐					
合计					

星期五	主食	蛋白质	蔬菜	水果	食物种类总数
早餐					
午餐					
晚餐					
合计					
星期六					
早餐					
午餐					
晚餐					
合计					
星期日					
早餐					
午餐					
晚餐					
合计					

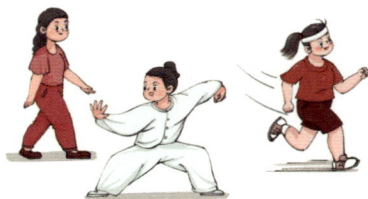

记录本周每日运动项目和运动时长。

	星期一	星期二	星期三	星期四	星期五	星期六	星期日	平均值
日期								
有氧运动								
抗阻运动								
通勤方式								
久坐放松								

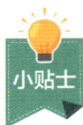

小贴士

① 有氧运动指以有氧代谢提供运动中所需能量的运动方式，可以提高耐力，增强心肺功能，如慢跑、骑行、游泳、跳绳。

② 抗阻运动又称力量运动，是指通过使用外部阻力（如哑铃、阻力带或自身质量等）来增强肌肉力量、耐力的运动方法。

在下方绘制出本周进行"有氧运动"和"抗阻运动"的累计时长。

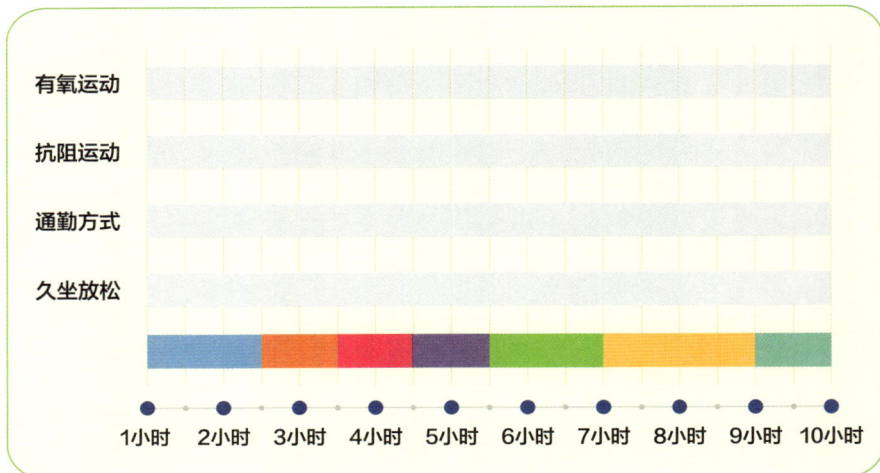

有氧运动

抗阻运动

通勤方式

久坐放松

1小时　2小时　3小时　4小时　5小时　6小时　7小时　8小时　9小时　10小时

睡眠情况记录 Sleep record

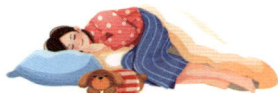

记录本周每日入睡时间、起床时间、睡眠时长、睡眠质量，并对本周整体睡眠环境和习惯做出评价。

	星期一	星期二	星期三	星期四	星期五	星期六	星期日	平均值
日期								
入睡时间								
起床时间								
睡眠时长								
睡眠质量								

☺ ☹ 😐 —

睡前1小时 泡脚15~30分钟

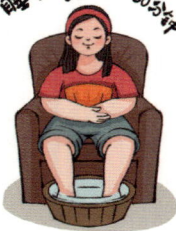

噪音　◯ 安静　◯ 轻微　◯ 嘈杂

温度　◯ 舒适　◯ 过冷　◯ 过热

光线　◯ 黑暗　◯ 昏暗　◯ 明亮

睡前正向习惯　◯ 阅读　◯ 冥想　◯ 泡脚　◯ 听白噪声

睡前负向习惯　◯ 刷手机　◯ 吃宵夜　◯ 剧烈运动　◯ 喝咖啡

● 理想入睡时间　● 实际入睡时间

21 : 00 ——————————————
22 : 00 ——————————————
23 : 00 ——————————————
24 : 00 以后 ———————————

● ● ● ● ● ● ●
星期一　星期二　星期三　星期四　星期五　星期六　星期日

● 理想睡眠时长　● 实际睡眠时长

15 小时 ——————————————
10 小时 ——————————————
5 小时 ——————————————
0 小时 ——————————————

● ● ● ● ● ● ●
星期一　星期二　星期三　星期四　星期五　星期六　星期日

做个记录吧
Make a record

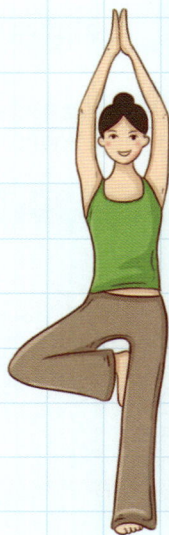

月度
Monthly 总结

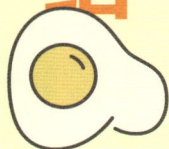

体重、腰围、体脂率月度下降情况

饮食健康

运动成果

睡眠情况

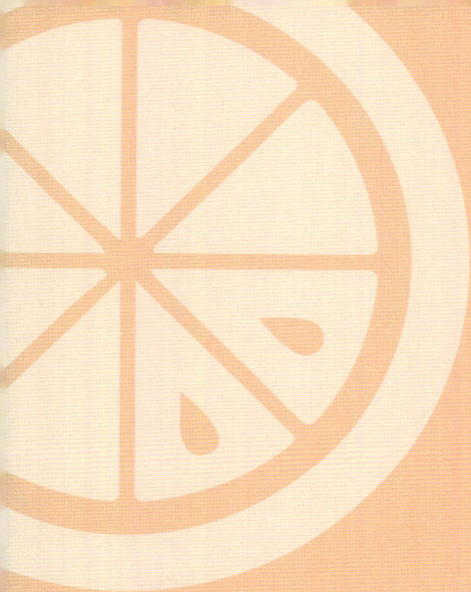

收获期

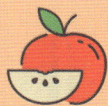

习惯破茧成蝶

Harvest
Phase

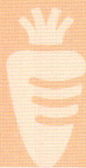

WEEK 17

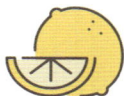

第十七周

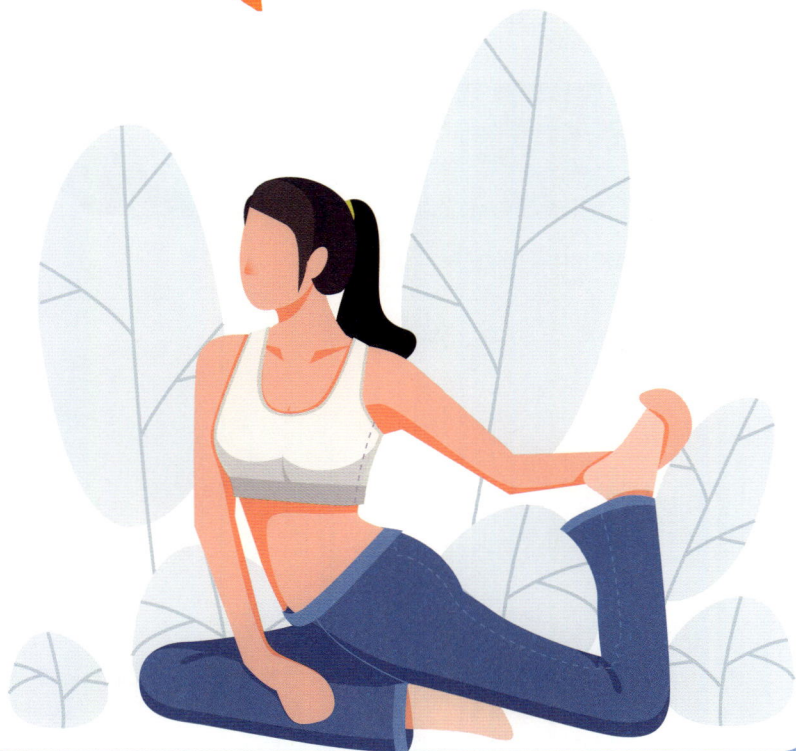

身体测量记录　Body measurement record

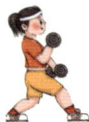

记录本周身高、体重、腰围、体脂率变化情况。

	星期一	星期二	星期三	星期四	星期五	星期六	星期日	平均值
日期								
身高								
体重								
BMI								
腰围								
体脂率								

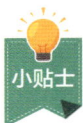

小贴士

① BMI 也叫作身体质量指数，是国际通用的体重判定指标，计算公式为：BMI= 体重（kg）÷ 身高的平方（m^2）。

② 体脂率是指身体脂肪重量与体重的百分比。

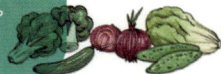

在下方绘制出体重变化曲线。

———— 体重

星期一　　星期二　　星期三　　星期四　　星期五　　星期六　　星期日

饮食情况记录 Dietary record

每日餐盘 ●○○

记录本周每日早餐、午餐、晚餐食物组成，以及每大类食物占餐盘的大致比例。

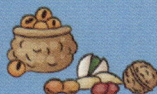

小贴士

以图中平衡膳食餐盘为目标，每天要吃 12 种以上的食物，每周要吃 25 种以上的食物。

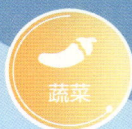

蔬菜

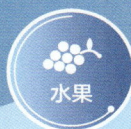

水果

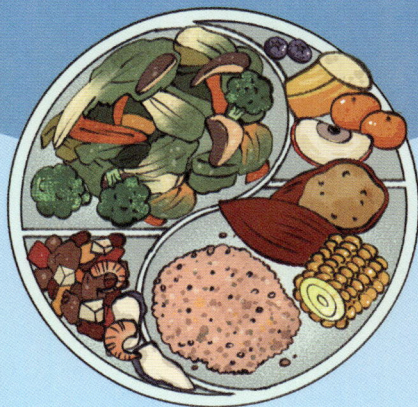

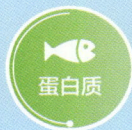

蛋白质

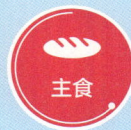

主食

星期一	主食	蛋白质	蔬菜	水果	食物种类总数
早餐					
午餐					
晚餐					
合计					

星期二	主食	蛋白质	蔬菜	水果	食物种类总数
早餐					
午餐					
晚餐					
合计					
星期三					
早餐					
午餐					
晚餐					
合计					
星期四					
早餐					
午餐					
晚餐					
合计					

星期五	主食	蛋白质	蔬菜	水果	食物种类总数
早餐					
午餐					
晚餐					
合计					
星期六					
早餐					
午餐					
晚餐					
合计					
星期日					
早餐					
午餐					
晚餐					
合计					

运动情况记录　Fitness record

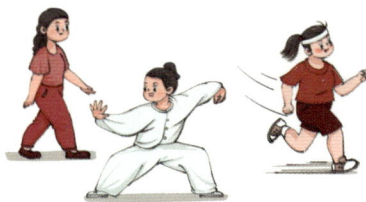

记录本周每日运动项目和运动时长。

	星期一	星期二	星期三	星期四	星期五	星期六	星期日	平均值
日期								
有氧运动								
抗阻运动								
通勤方式								
久坐放松								

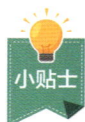

小贴士

① 有氧运动指以有氧代谢提供运动中所需能量的运动方式，可以提高耐力，增强心肺功能，如慢跑、骑行、游泳、跳绳。

② 抗阻运动又称力量运动，是指通过使用外部阻力（如哑铃、阻力带或自身质量等）来增强肌肉力量、耐力的运动方法。

在下方绘制出本周进行"有氧运动"和"抗阻运动"的累计时长。

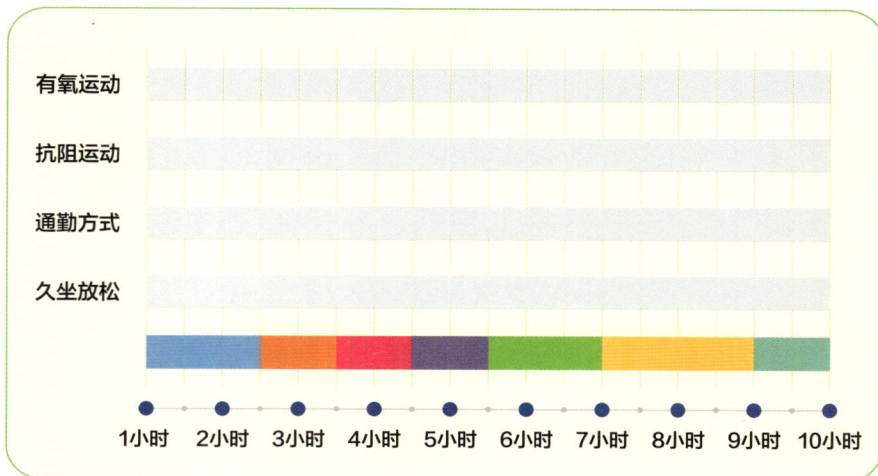

有氧运动

抗阻运动

通勤方式

久坐放松

1小时　2小时　3小时　4小时　5小时　6小时　7小时　8小时　9小时　10小时

睡眠情况记录 Sleep record

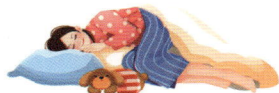

记录本周每日入睡时间、起床时间、睡眠时长、睡眠质量，并对本周整体睡眠环境和习惯做出评价。

	星期一	星期二	星期三	星期四	星期五	星期六	星期日	平均值
日期								
入睡时间								
起床时间								
睡眠时长								
睡眠质量								

☺ ☹ 😐 ┄┄┄┄┄┄┄┄┄┄┄┄┄┄┄┄┄┄┄┄┄┄┄

睡前1小时 泡脚15~30分钟

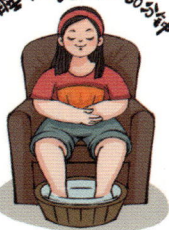

噪音　○ 安静　○ 轻微　○ 嘈杂

温度　○ 舒适　○ 过冷　○ 过热

光线　○ 黑暗　○ 昏暗　○ 明亮

睡前正向习惯　○ 阅读　○ 冥想　○ 泡脚　○ 听白噪声

睡前负向习惯　○ 刷手机　○ 吃宵夜　○ 剧烈运动　○ 喝咖啡

● 理想入睡时间　　● 实际入睡时间

21：00
22：00
23：00
24：00 以后

星期一　星期二　星期三　星期四　星期五　星期六　星期日

● 理想睡眠时长　　● 实际睡眠时长

15 小时
10 小时
5 小时
0 小时

星期一　星期二　星期三　星期四　星期五　星期六　星期日

151

做个记录吧
Make a record

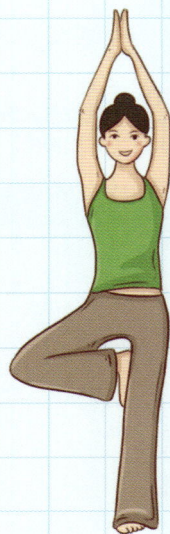

WEEK 18

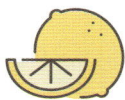

第十八周

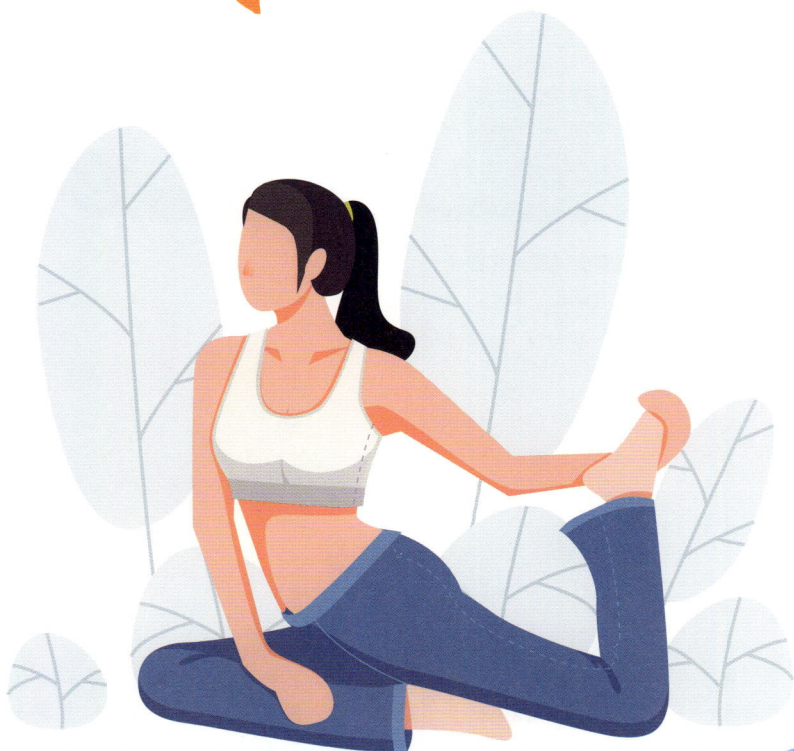

身体测量记录　Body measurement record

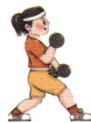

记录本周身高、体重、腰围、体脂率变化情况。

	星期一	星期二	星期三	星期四	星期五	星期六	星期日	平均值
日期								
身高								
体重								
BMI								
腰围								
体脂率								

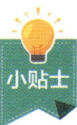

小贴士

① BMI 也叫作身体质量指数，是国际通用的体重判定指标，计算公式为：BMI= 体重（kg）÷ 身高的平方（m²）。

② 体脂率是指身体脂肪重量与体重的百分比。

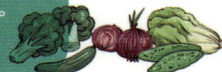

在下方绘制出体重变化曲线。

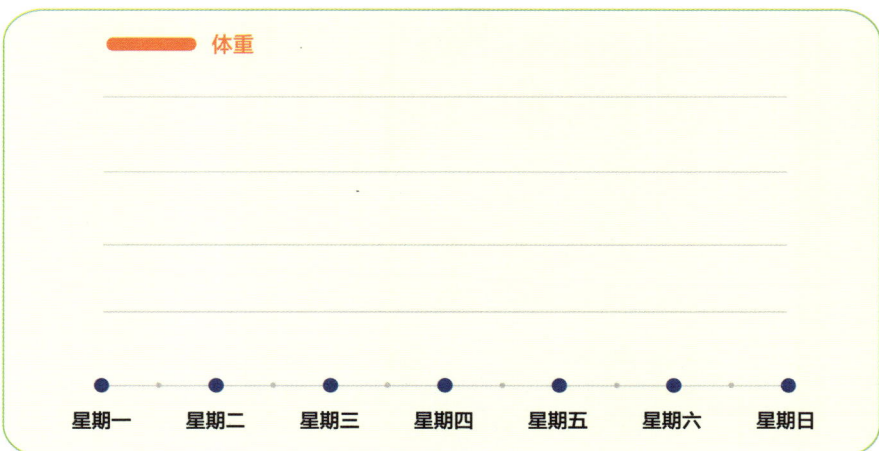

━━━ 体重

星期一　星期二　星期三　星期四　星期五　星期六　星期日

每日餐盘 ●○○

记录本周每日早餐、午餐、晚餐食物组成，以及每大类食物占餐盘的大致比例。

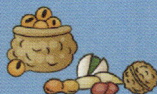

小贴士　以图中平衡膳食餐盘为目标，每天要吃 12 种以上的食物，每周要吃 25 种以上的食物。

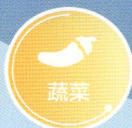
蔬菜

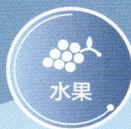
水果

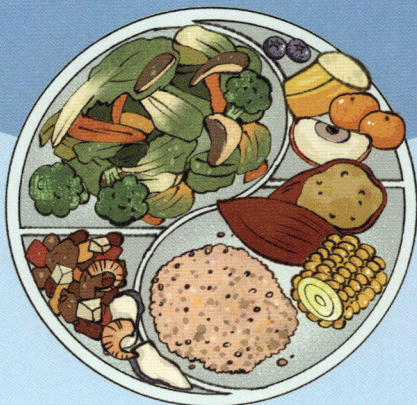

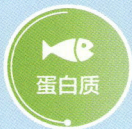
蛋白质

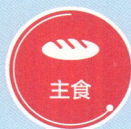
主食

星期一	主食	蛋白质	蔬菜	水果	食物种类总数
早餐					
午餐					
晚餐					
合计					

星期二	主食	蛋白质	蔬菜	水果	食物种类总数
早餐					
午餐					
晚餐					
合计					

星期三					
早餐					
午餐					
晚餐					
合计					

星期四					
早餐					
午餐					
晚餐					
合计					

星期五	主食	蛋白质	蔬菜	水果	食物种类总数
早餐					
午餐					
晚餐					
合计					
星期六					
早餐					
午餐					
晚餐					
合计					
星期日					
早餐					
午餐					
晚餐					
合计					

运动情况记录 Fitness record

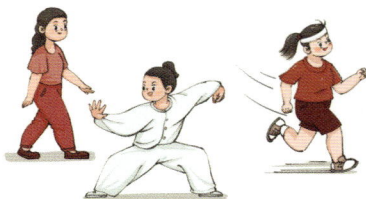

记录本周每日运动项目和运动时长。

	星期一	星期二	星期三	星期四	星期五	星期六	星期日	平均值
日期								
有氧运动								
抗阻运动								
通勤方式								
久坐放松								

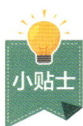

小贴士

① 有氧运动指以有氧代谢提供运动中所需能量的运动方式，可以提高耐力，增强心肺功能，如慢跑、骑行、游泳、跳绳。

② 抗阻运动又称力量运动，是指通过使用外部阻力（如哑铃、阻力带或自身质量等）来增强肌肉力量、耐力的运动方法。

在下方绘制出本周进行"有氧运动"和"抗阻运动"的累计时长。

有氧运动

抗阻运动

通勤方式

久坐放松

1小时 2小时 3小时 4小时 5小时 6小时 7小时 8小时 9小时 10小时

睡眠情况记录　Sleep record

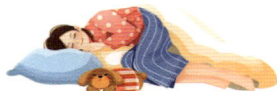

记录本周每日入睡时间、起床时间、睡眠时长、睡眠质量，并对本周整体睡眠环境和习惯做出评价。

	星期一	星期二	星期三	星期四	星期五	星期六	星期日	平均值
日期								
入睡时间								
起床时间								
睡眠时长								
睡眠质量								

☺　☹　😐　— — — — — — — — — — — — — —

睡前1小时 泡脚15~30分钟

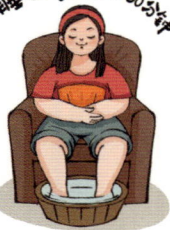

噪音　○ 安静　○ 轻微　○ 嘈杂

温度　○ 舒适　○ 过冷　○ 过热

光线　○ 黑暗　○ 昏暗　○ 明亮

睡前正向习惯　○ 阅读　○ 冥想　○ 泡脚　○ 听白噪声

睡前负向习惯　○ 刷手机　○ 吃宵夜　○ 剧烈运动　○ 喝咖啡

● 理想入睡时间　● 实际入睡时间

21：00
22：00
23：00
24：00 以后

● 星期一　● 星期二　● 星期三　● 星期四　● 星期五　● 星期六　● 星期日

● 理想睡眠时长　● 实际睡眠时长

15 小时
10 小时
5 小时
0 小时

● 星期一　● 星期二　● 星期三　● 星期四　● 星期五　● 星期六　● 星期日

做个记录吧
Make a record

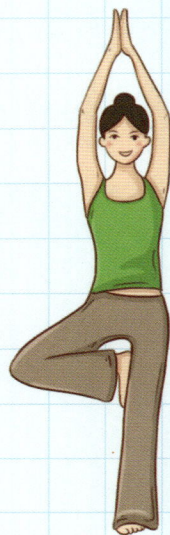

WEEK 19

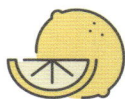

第十九周

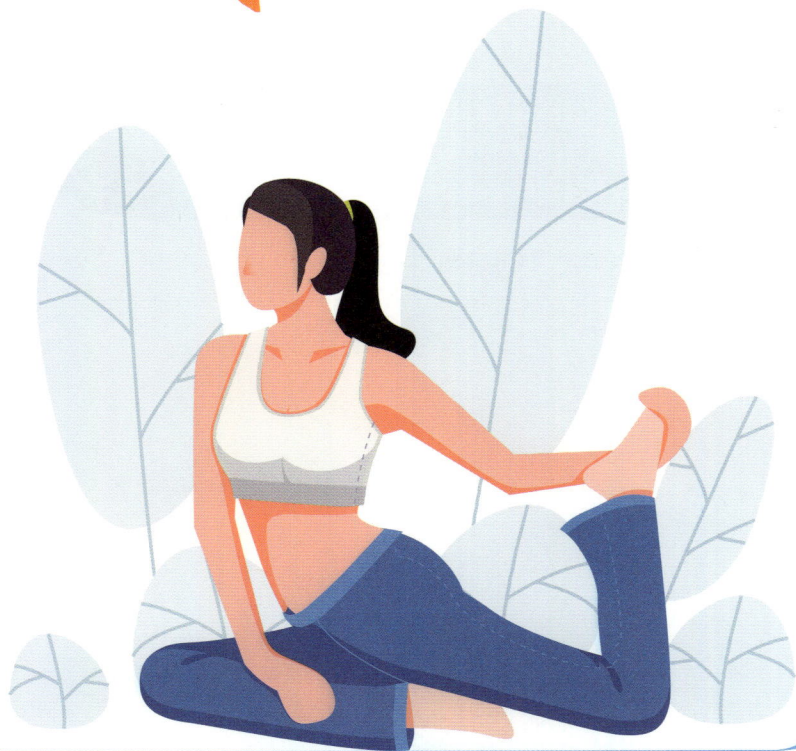

身体测量记录　Body measurement record

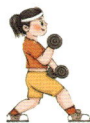

记录本周身高、体重、腰围、体脂率变化情况。

	星期一	星期二	星期三	星期四	星期五	星期六	星期日	平均值
日期								
身高								
体重								
BMI								
腰围								
体脂率								

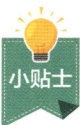

小贴士

① BMI 也叫作身体质量指数，是国际通用的体重判定指标，计算公式为：BMI= 体重（kg）÷ 身高的平方（m^2）。

② 体脂率是指身体脂肪重量与体重的百分比。

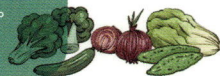

在下方绘制出体重变化曲线。

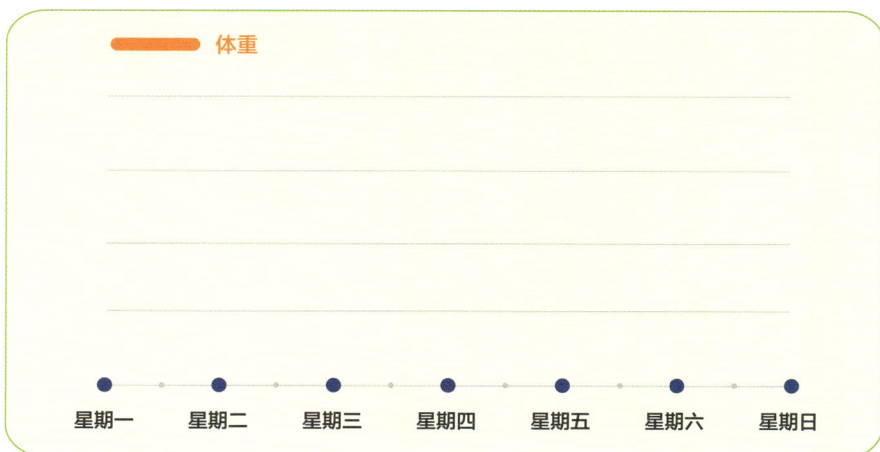

—— 体重

星期一　星期二　星期三　星期四　星期五　星期六　星期日

饮食情况记录 Dietary record

每日餐盘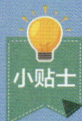

记录本周每日早餐、午餐、晚餐食物组成，以及每大类食物占餐盘的大致比例。

小贴士 以图中平衡膳食餐盘为目标，每天要吃 12 种以上的食物，每周要吃 25 种以上的食物。

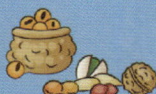

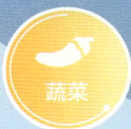 蔬菜

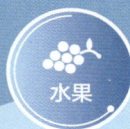 水果

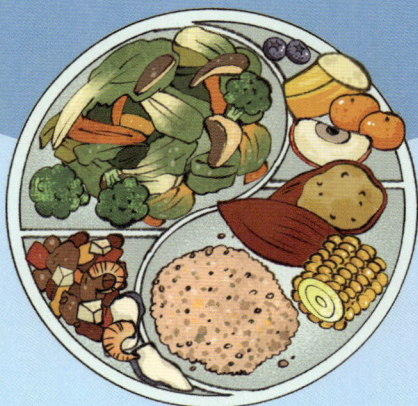

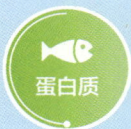 蛋白质

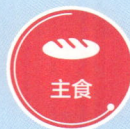 主食

星期一	主食	蛋白质	蔬菜	水果	食物种类总数
早餐					
午餐					
晚餐					
合计					

	主食	蛋白质	蔬菜	水果	食物种类总数
星期二					
早餐					
午餐					
晚餐					
合计					
星期三					
早餐					
午餐					
晚餐					
合计					
星期四					
早餐					
午餐					
晚餐					
合计					

星期五	主食	蛋白质	蔬菜	水果	食物种类总数
早餐					
午餐					
晚餐					
合计					
星期六					
早餐					
午餐					
晚餐					
合计					
星期日					
早餐					
午餐					
晚餐					
合计					

运动情况记录 *Fitness record*

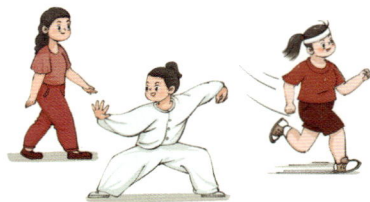

记录本周每日运动项目和运动时长。

	星期一	星期二	星期三	星期四	星期五	星期六	星期日	平均值
日期								
有氧运动								
抗阻运动								
通勤方式								
久坐放松								

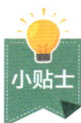

小贴士

① 有氧运动指以有氧代谢提供运动中所需能量的运动方式，可以提高耐力，增强心肺功能，如慢跑、骑行、游泳、跳绳。

② 抗阻运动又称力量运动，是指通过使用外部阻力（如哑铃、阻力带或自身质量等）来增强肌肉力量、耐力的运动方法。

在下方绘制出本周进行"有氧运动"和"抗阻运动"的累计时长。

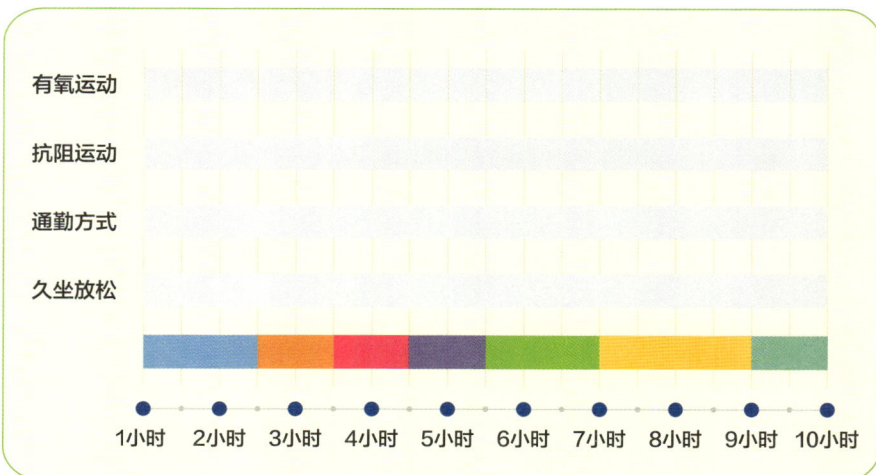

有氧运动

抗阻运动

通勤方式

久坐放松

1小时　2小时　3小时　4小时　5小时　6小时　7小时　8小时　9小时　10小时

睡眠情况记录 Sleep record

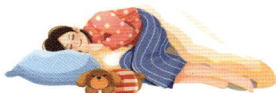

记录本周每日入睡时间、起床时间、睡眠时长、睡眠质量，并对本周整体睡眠环境和习惯做出评价。

	星期一	星期二	星期三	星期四	星期五	星期六	星期日	平均值
日期								
入睡时间								
起床时间								
睡眠时长								
睡眠质量								

😊 ☹️ 😐 -

睡前1小时 泡脚15~30分钟

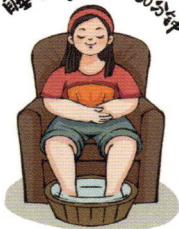

噪音　○ 安静　○ 轻微　○ 嘈杂

温度　○ 舒适　○ 过冷　○ 过热

光线　○ 黑暗　○ 昏暗　○ 明亮

睡前正向习惯　○ 阅读　○ 冥想　○ 泡脚　○ 听白噪声

睡前负向习惯　○ 刷手机　○ 吃宵夜　○ 剧烈运动　○ 喝咖啡

━ 理想入睡时间　　━ 实际入睡时间
21：00
22：00
23：00
24：00 以后

星期一　星期二　星期三　星期四　星期五　星期六　星期日

━ 理想睡眠时长　　━ 实际睡眠时长
15 小时
10 小时
5 小时
0 小时

星期一　星期二　星期三　星期四　星期五　星期六　星期日

做个记录吧
Make a record

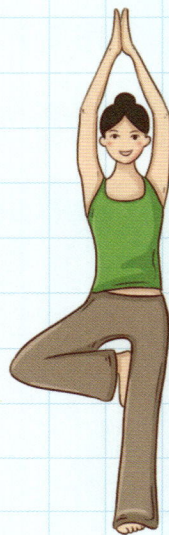

WEEK 20

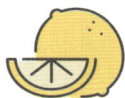

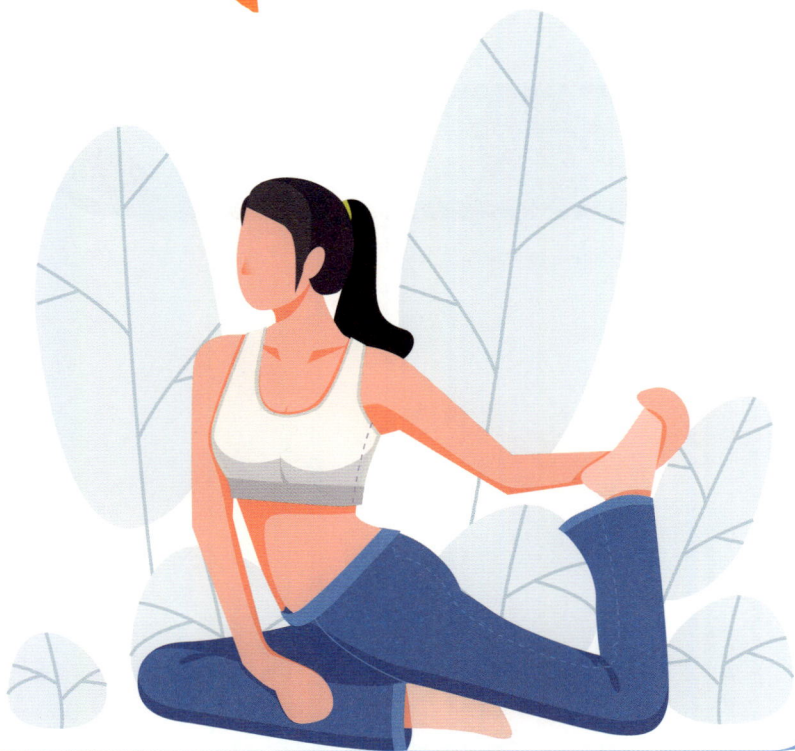

第二十周

身体测量记录　Body measurement record

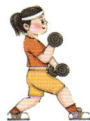

记录本周身高、体重、腰围、体脂率变化情况。

	星期一	星期二	星期三	星期四	星期五	星期六	星期日	平均值
日期								
身高								
体重								
BMI								
腰围								
体脂率								

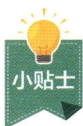

小贴士

① BMI 也叫作身体质量指数，是国际通用的体重判定指标，计算公式为：BMI= 体重（kg）÷ 身高的平方（m²）。

② 体脂率是指身体脂肪重量与体重的百分比。

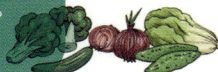

在下方绘制出体重变化曲线。

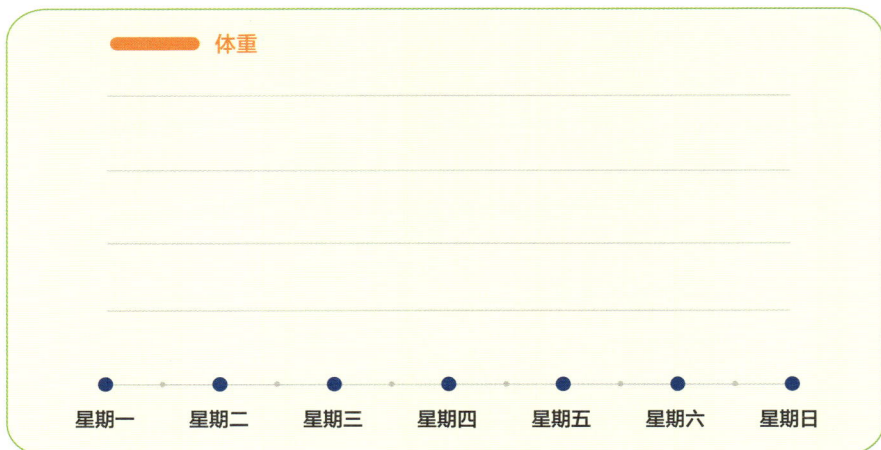

体重

星期一　　星期二　　星期三　　星期四　　星期五　　星期六　　星期日

饮食情况记录　Dietary record

每日餐盘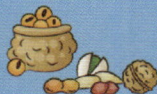

记录本周每日早餐、午餐、晚餐食物组成，以及每大类食物占餐盘的大致比例。

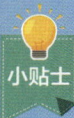

小贴士　以图中平衡膳食餐盘为目标，每天要吃 12 种以上的食物，每周要吃 25 种以上的食物。

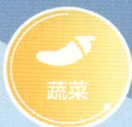 蔬菜

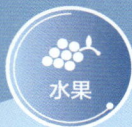 水果

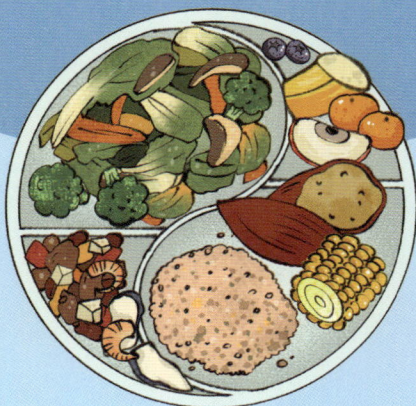

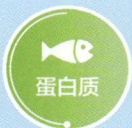 蛋白质

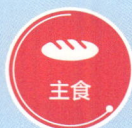 主食

星期一	主食	蛋白质	蔬菜	水果	食物种类总数
早餐					
午餐					
晚餐					
合计					

171

星期二	主食	蛋白质	蔬菜	水果	食物种类总数
早餐					
午餐					
晚餐					
合计					

星期三					
早餐					
午餐					
晚餐					
合计					

星期四					
早餐					
午餐					
晚餐					
合计					

星期五	主食	蛋白质	蔬菜	水果	食物种类总数
早餐					
午餐					
晚餐					
合计					
星期六					
早餐					
午餐					
晚餐					
合计					
星期日					
早餐					
午餐					
晚餐					
合计					

运动情况记录 **Fitness record**

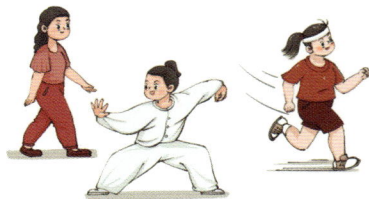

记录本周每日运动项目和运动时长。

	星期一	星期二	星期三	星期四	星期五	星期六	星期日	平均值
日期								
有氧运动								
抗阻运动								
通勤方式								
久坐放松								

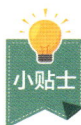

小贴士

① 有氧运动指以有氧代谢提供运动中所需能量的运动方式，可以提高耐力，增强心肺功能，如慢跑、骑行、游泳、跳绳。

② 抗阻运动又称力量运动，是指通过使用外部阻力（如哑铃、阻力带或自身质量等）来增强肌肉力量、耐力的运动方法。

在下方绘制出本周进行"有氧运动"和"抗阻运动"的累计时长。

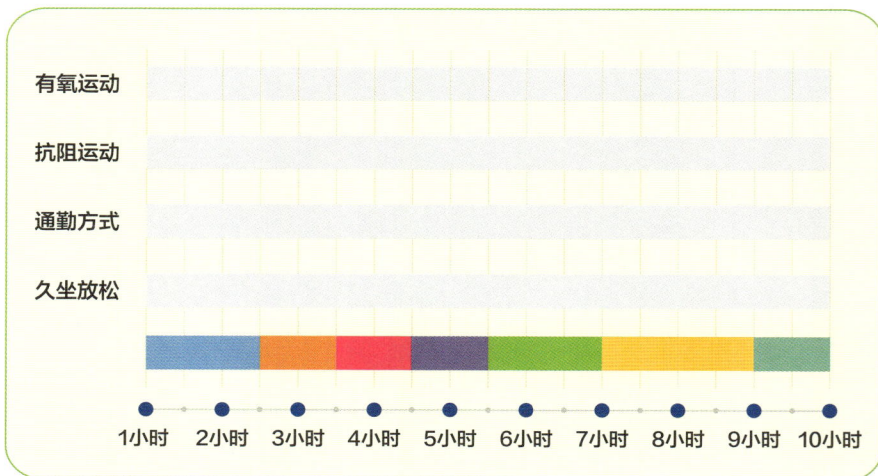

| 有氧运动 |
| 抗阻运动 |
| 通勤方式 |
| 久坐放松 |

1小时　2小时　3小时　4小时　5小时　6小时　7小时　8小时　9小时　10小时

睡眠情况记录　Sleep record

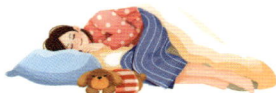

记录本周每日入睡时间、起床时间、睡眠时长、睡眠质量，并对本周整体睡眠环境和习惯做出评价。

	星期一	星期二	星期三	星期四	星期五	星期六	星期日	平均值
日期								
入睡时间								
起床时间								
睡眠时长								
睡眠质量								

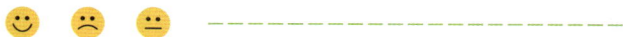

😊　😞　😐　— — — — — — — — — — — —

睡前1小时
泡脚15~30分钟

噪音　⚪安静　⚪轻微　⚪嘈杂

温度　⚪舒适　⚪过冷　⚪过热

光线　⚪黑暗　⚪昏暗　⚪明亮

睡前正向习惯　⚪阅读　⚪冥想　⚪泡脚　⚪听白噪声

睡前负向习惯　⚪刷手机　⚪吃宵夜　⚪剧烈运动　⚪喝咖啡

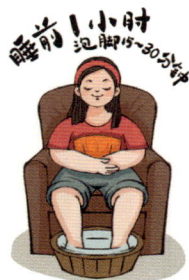

━ 理想入睡时间　━ 实际入睡时间

| 21：00 |
| 22：00 |
| 23：00 |
| 24：00 以后 |

星期一　星期二　星期三　星期四　星期五　星期六　星期日

━ 理想睡眠时长　━ 实际睡眠时长

| 15 小时 |
| 10 小时 |
| 5 小时 |
| 0 小时 |

星期一　星期二　星期三　星期四　星期五　星期六　星期日

做个记录吧
Make a record

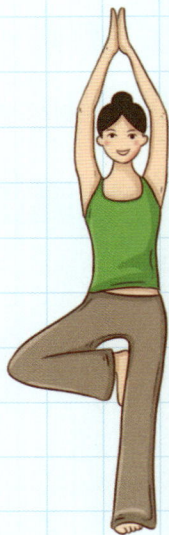

月度
Monthly
总结

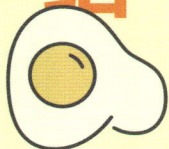

体重、腰围、体脂率月度下降情况

饮食健康

运动成果

睡眠情况

WEEK 21

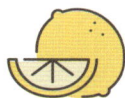

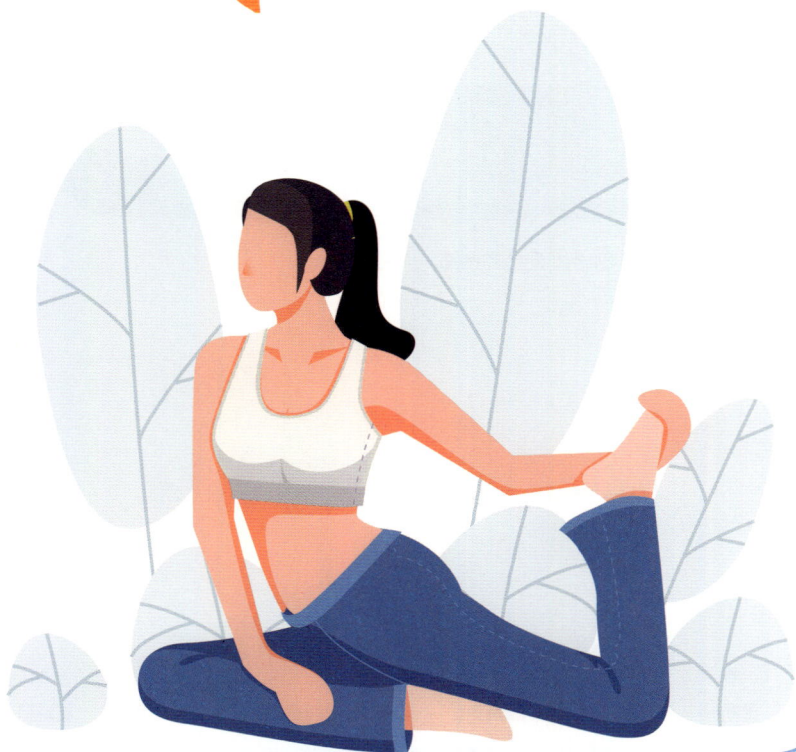

第二十一周

身体测量记录　Body measurement record

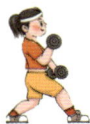

记录本周身高、体重、腰围、体脂率变化情况。

	星期一	星期二	星期三	星期四	星期五	星期六	星期日	平均值
日期								
身高								
体重								
BMI								
腰围								
体脂率								

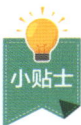

小贴士

① BMI 也叫作身体质量指数，是国际通用的体重判定指标，计算公式为：BMI= 体重（kg）÷ 身高的平方（m²）。

② 体脂率是指身体脂肪重量与体重的百分比。

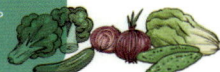

在下方绘制出体重变化曲线。

━━━ **体重**

星期一　星期二　星期三　星期四　星期五　星期六　星期日

饮食情况记录 Dietary record

每日餐盘 ●●●

记录本周每日早餐、午餐、晚餐食物组成，以及每大类食物占餐盘的大致比例。

小贴士 以图中平衡膳食餐盘为目标，每天要吃 12 种以上的食物，每周要吃 25 种以上的食物。

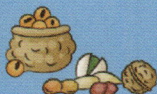

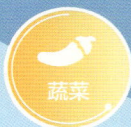
蔬菜

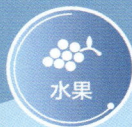
水果

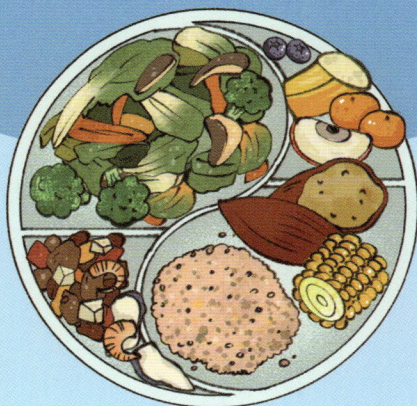

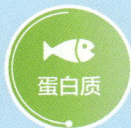
蛋白质

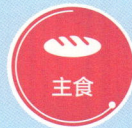
主食

星期一	主食	蛋白质	蔬菜	水果	食物种类总数
早餐					
午餐					
晚餐					
合计					

星期二	主食	蛋白质	蔬菜	水果	食物种类总数
早餐					
午餐					
晚餐					
合计					
星期三					
早餐					
午餐					
晚餐					
合计					
星期四					
早餐					
午餐					
晚餐					
合计					

星期五	主食	蛋白质	蔬菜	水果	食物种类总数
早餐					
午餐					
晚餐					
合计					
星期六					
早餐					
午餐					
晚餐					
合计					
星期日					
早餐					
午餐					
晚餐					
合计					

运动情况记录 Fitness record

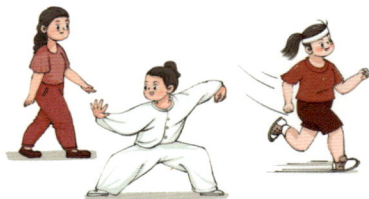

记录本周每日运动项目和运动时长。

	星期一	星期二	星期三	星期四	星期五	星期六	星期日	平均值
日期								
有氧运动								
抗阻运动								
通勤方式								
久坐放松								

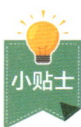

小贴士

① 有氧运动指以有氧代谢提供运动中所需能量的运动方式，可以提高耐力，增强心肺功能，如慢跑、骑行、游泳、跳绳。

② 抗阻运动又称力量运动，是指通过使用外部阻力（如哑铃、阻力带或自身质量等）来增强肌肉力量、耐力的运动方法。

在下方绘制出本周进行"有氧运动"和"抗阻运动"的累计时长。

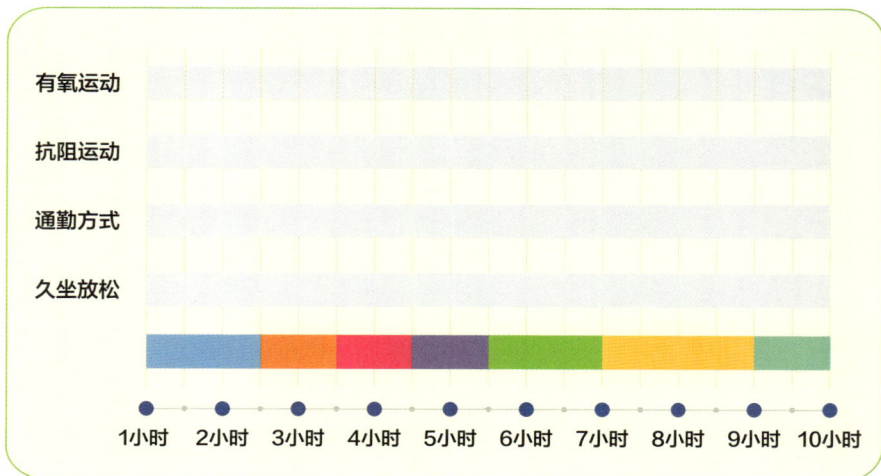

有氧运动

抗阻运动

通勤方式

久坐放松

1小时　2小时　3小时　4小时　5小时　6小时　7小时　8小时　9小时　10小时

睡眠情况记录　Sleep record

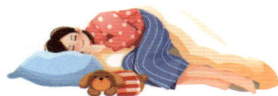

记录本周每日入睡时间、起床时间、睡眠时长、睡眠质量，并对本周整体睡眠环境和习惯做出评价。

	星期一	星期二	星期三	星期四	星期五	星期六	星期日	平均值
日期								
入睡时间								
起床时间								
睡眠时长								
睡眠质量								

☺　☹　😐　- -

噪音　　○ 安静　○ 轻微　○ 嘈杂

温度　　○ 舒适　○ 过冷　○ 过热

光线　　○ 黑暗　○ 昏暗　○ 明亮

睡前正向习惯　○ 阅读　○ 冥想　○ 泡脚　○ 听白噪声

睡前负向习惯　○ 刷手机　○ 吃宵夜　○ 剧烈运动　○ 喝咖啡

睡前1小时泡脚15~30分钟

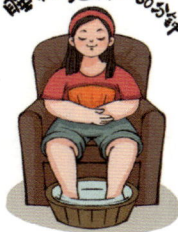

● 理想入睡时间　● 实际入睡时间

21：00
22：00
23：00
24：00 以后

星期一　星期二　星期三　星期四　星期五　星期六　星期日

● 理想睡眠时长　● 实际睡眠时长

15 小时
10 小时
5 小时
0 小时

星期一　星期二　星期三　星期四　星期五　星期六　星期日

做个记录吧
Make a record

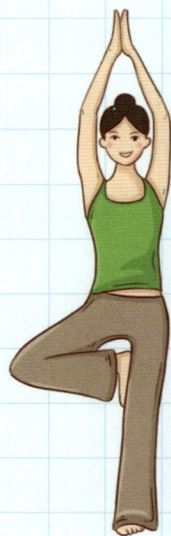

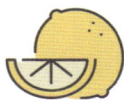

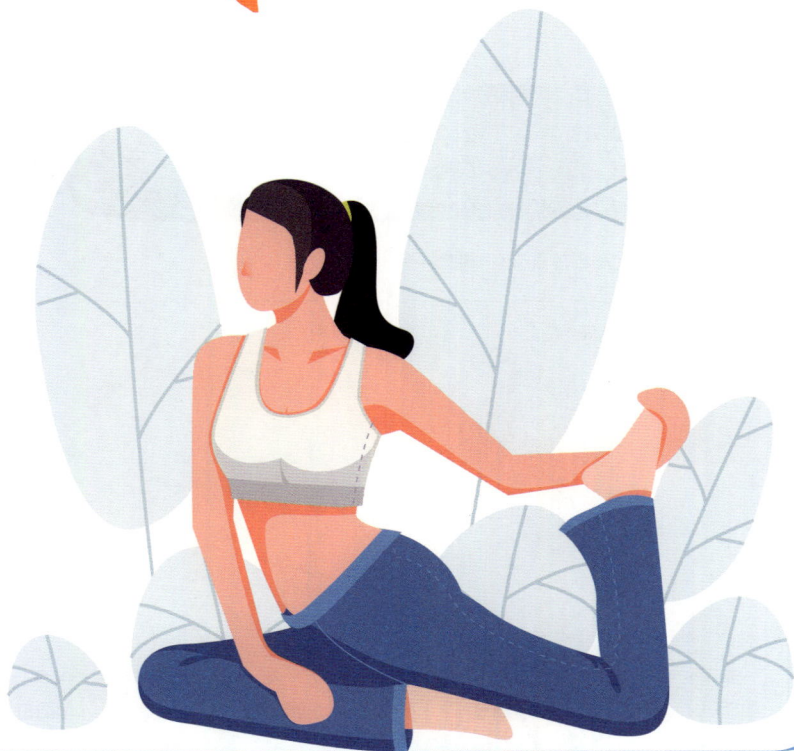

身体测量记录 *Body measurement record*

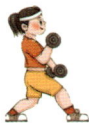

记录本周身高、体重、腰围、体脂率变化情况。

	星期一	星期二	星期三	星期四	星期五	星期六	星期日	平均值
日期								
身高								
体重								
BMI								
腰围								
体脂率								

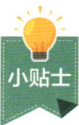

小贴士

① BMI 也叫作身体质量指数，是国际通用的体重判定指标，计算公式为：BMI= 体重（kg）÷ 身高的平方（m^2）。

② 体脂率是指身体脂肪重量与体重的百分比。

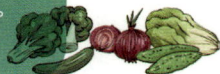

在下方绘制出体重变化曲线。

—— 体重

星期一　星期二　星期三　星期四　星期五　星期六　星期日

饮食情况记录 Dietary record

每日餐盘 🟠⚪🟢

记录本周每日早餐、午餐、晚餐食物组成，以及每大类食物占餐盘的大致比例。

💡 **小贴士**

以图中平衡膳食餐盘为目标，每天要吃 12 种以上的食物，每周要吃 25 种以上的食物。

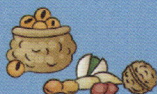

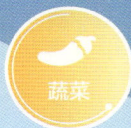
蔬菜

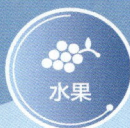
水果

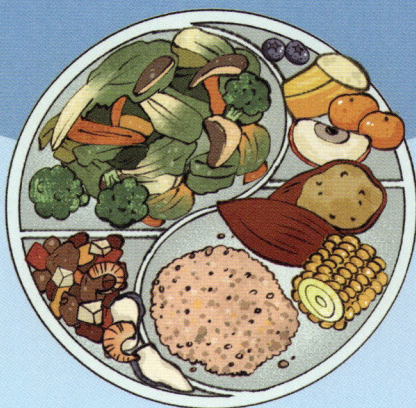

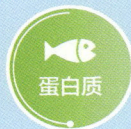
蛋白质

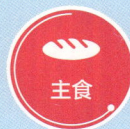
主食

星期一	主食	蛋白质	蔬菜	水果	食物种类总数
早餐					
午餐					
晚餐					
合计					

星期二	主食	蛋白质	蔬菜	水果	食物种类总数
早餐					
午餐					
晚餐					
合计					

星期三					
早餐					
午餐					
晚餐					
合计					

星期四					
早餐					
午餐					
晚餐					
合计					

	主食	蛋白质	蔬菜	水果	食物种类总数
星期五					
早餐					
午餐					
晚餐					
合计					
星期六					
早餐					
午餐					
晚餐					
合计					
星期日					
早餐					
午餐					
晚餐					
合计					

运动情况记录　Fitness record

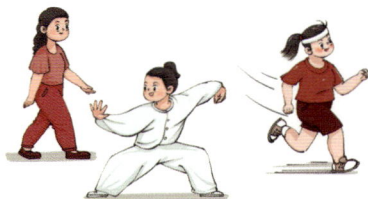

记录本周每日运动项目和运动时长。

	星期一	星期二	星期三	星期四	星期五	星期六	星期日	平均值
日期								
有氧运动								
抗阻运动								
通勤方式								
久坐放松								

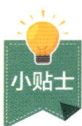

小贴士

① 有氧运动指以有氧代谢提供运动中所需能量的运动方式，可以提高耐力，增强心肺功能，如慢跑、骑行、游泳、跳绳。

② 抗阻运动又称力量运动，是指通过使用外部阻力（如哑铃、阻力带或自身质量等）来增强肌肉力量、耐力的运动方法。

在下方绘制出本周进行"有氧运动"和"抗阻运动"的累计时长。

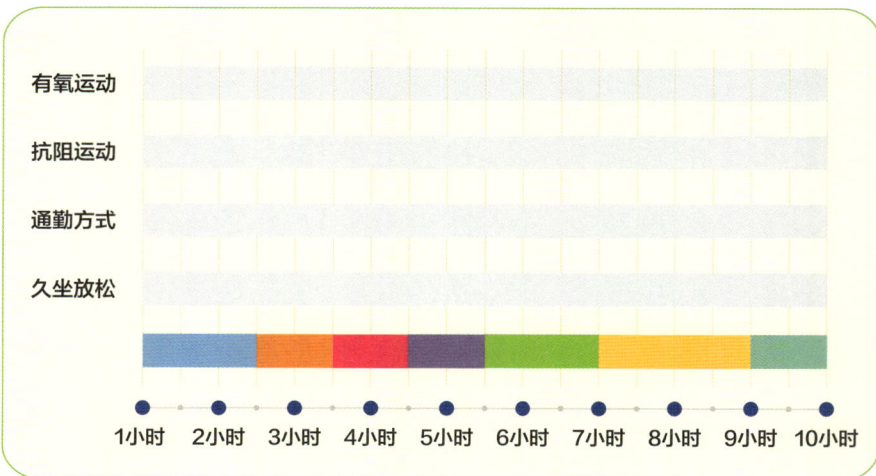

有氧运动

抗阻运动

通勤方式

久坐放松

| 1小时 | 2小时 | 3小时 | 4小时 | 5小时 | 6小时 | 7小时 | 8小时 | 9小时 | 10小时 |

睡眠情况记录　Sleep record

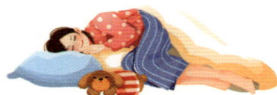

记录本周每日入睡时间、起床时间、睡眠时长、睡眠质量，并对本周整体睡眠环境和习惯做出评价。

	星期一	星期二	星期三	星期四	星期五	星期六	星期日	平均值
日期								
入睡时间								
起床时间								
睡眠时长								
睡眠质量								

☺　☹　😐

睡前1小时 泡脚15~30分钟

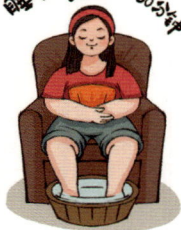

噪音　　○ 安静　○ 轻微　○ 嘈杂

温度　　○ 舒适　○ 过冷　○ 过热

光线　　○ 黑暗　○ 昏暗　○ 明亮

睡前正向习惯　　○ 阅读　○ 冥想　○ 泡脚　○ 听白噪声

睡前负向习惯　　○ 刷手机　○ 吃宵夜　○ 剧烈运动　○ 喝咖啡

● 理想入睡时间　● 实际入睡时间

21：00
22：00
23：00
24：00以后

星期一　星期二　星期三　星期四　星期五　星期六　星期日

● 理想睡眠时长　● 实际睡眠时长

15 小时
10 小时
5 小时
0 小时

星期一　星期二　星期三　星期四　星期五　星期六　星期日

做个记录吧
Make a record

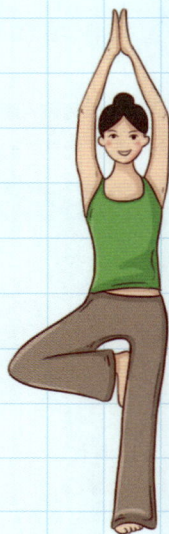

WEEK 23

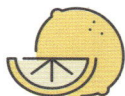

第二十三周

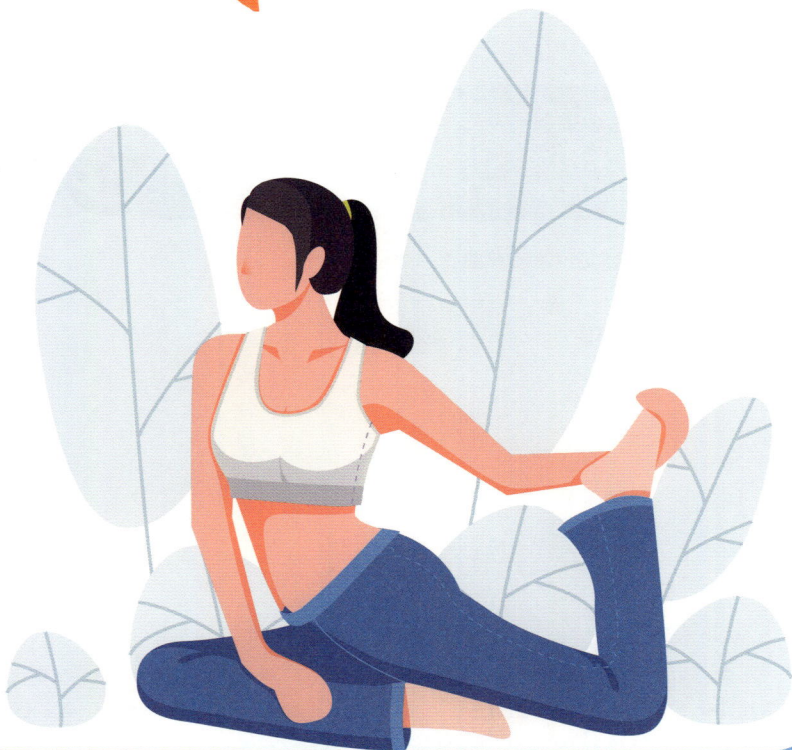

身体测量记录　Body measurement record

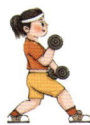

记录本周身高、体重、腰围、体脂率变化情况。

	星期一	星期二	星期三	星期四	星期五	星期六	星期日	平均值
日期								
身高								
体重								
BMI								
腰围								
体脂率								

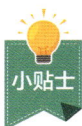

小贴士

① BMI 也叫作身体质量指数，是国际通用的体重判定指标，计算公式为：BMI= 体重（kg）÷ 身高的平方（m²）。

② 体脂率是指身体脂肪重量与体重的百分比。

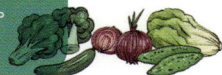

在下方绘制出体重变化曲线。

体重

星期一　星期二　星期三　星期四　星期五　星期六　星期日

饮食情况记录 Dietary record

每日餐盘 ●○○

记录本周每日早餐、午餐、晚餐食物组成，以及每大类食物占餐盘的大致比例。

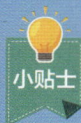

小贴士　以图中平衡膳食餐盘为目标，每天要吃 12 种以上的食物，每周要吃 25 种以上的食物。

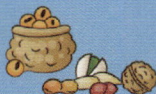

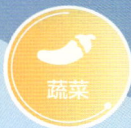

蔬菜

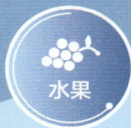

水果

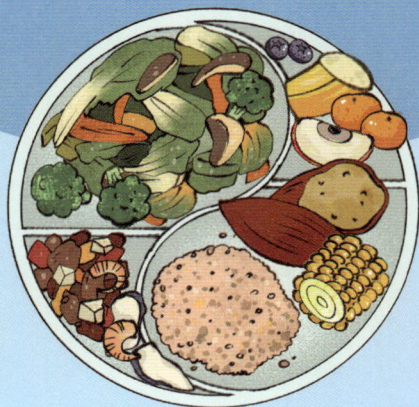

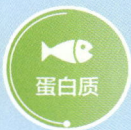

蛋白质

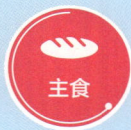

主食

星期一	主食	蛋白质	蔬菜	水果	食物种类总数
早餐					
午餐					
晚餐					
合计					

197

	主食	蛋白质	蔬菜	水果	食物种类总数
星期二					
早餐					
午餐					
晚餐					
合计					
星期三					
早餐					
午餐					
晚餐					
合计					
星期四					
早餐					
午餐					
晚餐					
合计					

星期五	主食	蛋白质	蔬菜	水果	食物种类总数
早餐					
午餐					
晚餐					
合计					
星期六					
早餐					
午餐					
晚餐					
合计					
星期日					
早餐					
午餐					
晚餐					
合计					

运动情况记录　Fitness record

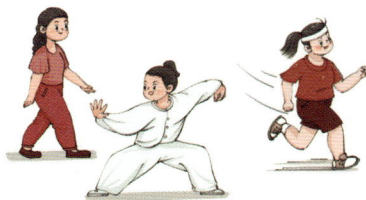

记录本周每日运动项目和运动时长。

	星期一	星期二	星期三	星期四	星期五	星期六	星期日	平均值
日期								
有氧运动								
抗阻运动								
通勤方式								
久坐放松								

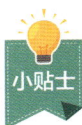

小贴士

① 有氧运动指以有氧代谢提供运动中所需能量的运动方式，可以提高耐力，增强心肺功能，如慢跑、骑行、游泳、跳绳。

② 抗阻运动又称力量运动，是指通过使用外部阻力（如哑铃、阻力带或自身质量等）来增强肌肉力量、耐力的运动方法。

在下方绘制出本周进行"有氧运动"和"抗阻运动"的累计时长。

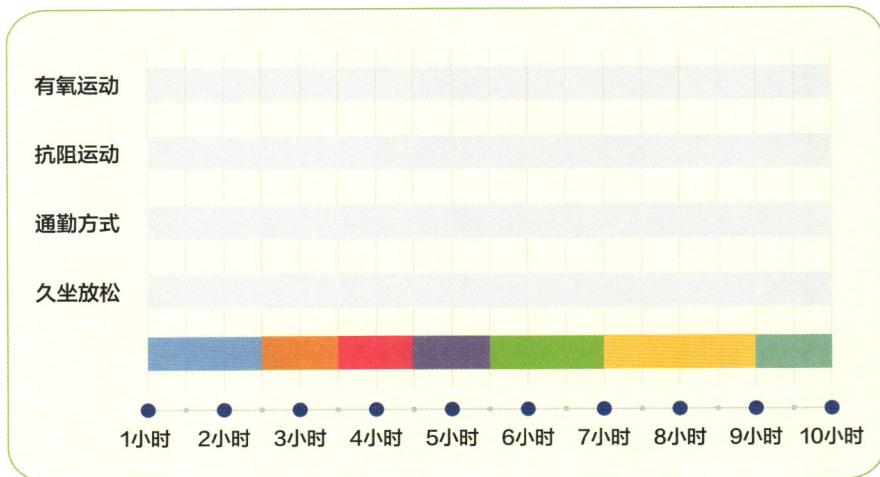

有氧运动

抗阻运动

通勤方式

久坐放松

1小时　2小时　3小时　4小时　5小时　6小时　7小时　8小时　9小时　10小时

睡眠情况记录 Sleep record

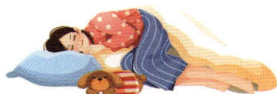

记录本周每日入睡时间、起床时间、睡眠时长、睡眠质量，并对本周整体睡眠环境和习惯做出评价。

	星期一	星期二	星期三	星期四	星期五	星期六	星期日	平均值
日期								
入睡时间								
起床时间								
睡眠时长								
睡眠质量								

😊 😞 😐 ─────────────────────

噪音 ○ 安静 ○ 轻微 ○ 嘈杂

温度 ○ 舒适 ○ 过冷 ○ 过热

光线 ○ 黑暗 ○ 昏暗 ○ 明亮

睡前1小时 泡脚15~30分钟

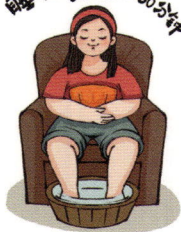

睡前正向习惯 ○ 阅读 ○ 冥想 ○ 泡脚 ○ 听白噪声

睡前负向习惯 ○ 刷手机 ○ 吃宵夜 ○ 剧烈运动 ○ 喝咖啡

● 理想入睡时间 ● 实际入睡时间

21：00
22：00
23：00
24：00 以后

● ● ● ● ● ● ●
星期一 星期二 星期三 星期四 星期五 星期六 星期日

● 理想睡眠时长 ● 实际睡眠时长

15 小时
10 小时
5 小时
0 小时

● ● ● ● ● ● ●
星期一 星期二 星期三 星期四 星期五 星期六 星期日

做个记录吧
Make a record

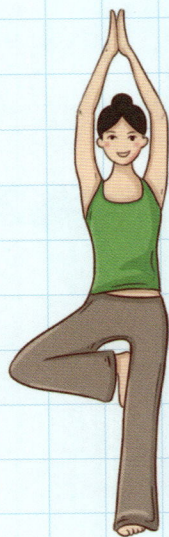

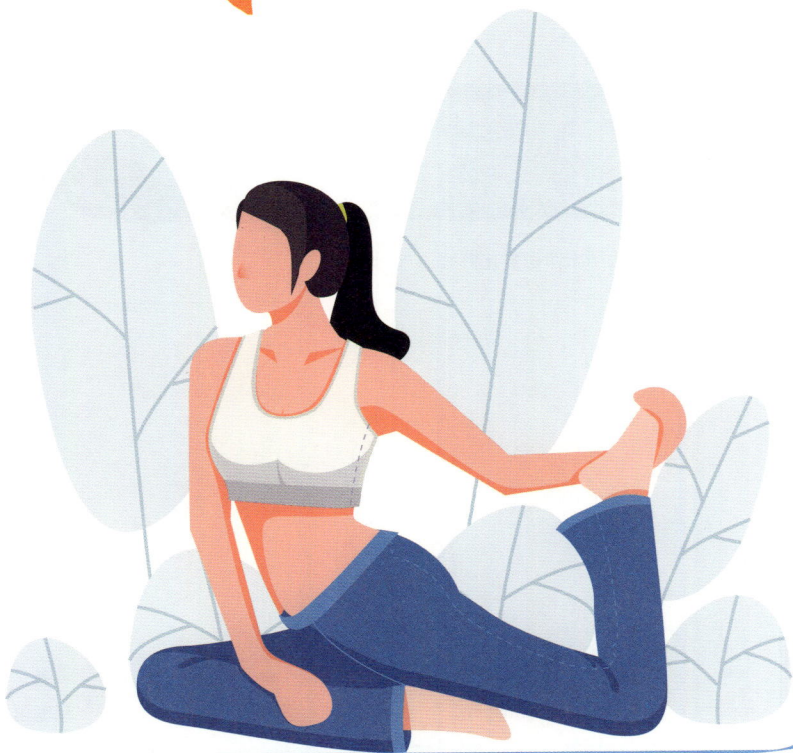

WEEK 24

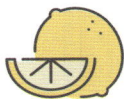

第二十四周

身体测量记录　Body measurement record

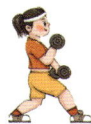

记录本周身高、体重、腰围、体脂率变化情况。

	星期一	星期二	星期三	星期四	星期五	星期六	星期日	平均值
日期								
身高								
体重								
BMI								
腰围								
体脂率								

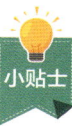

小贴士

① BMI 也叫作身体质量指数，是国际通用的体重判定指标，计算公式为：BMI= 体重（kg）÷ 身高的平方（m²）。

② 体脂率是指身体脂肪重量与体重的百分比。

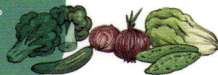

在下方绘制出体重变化曲线。

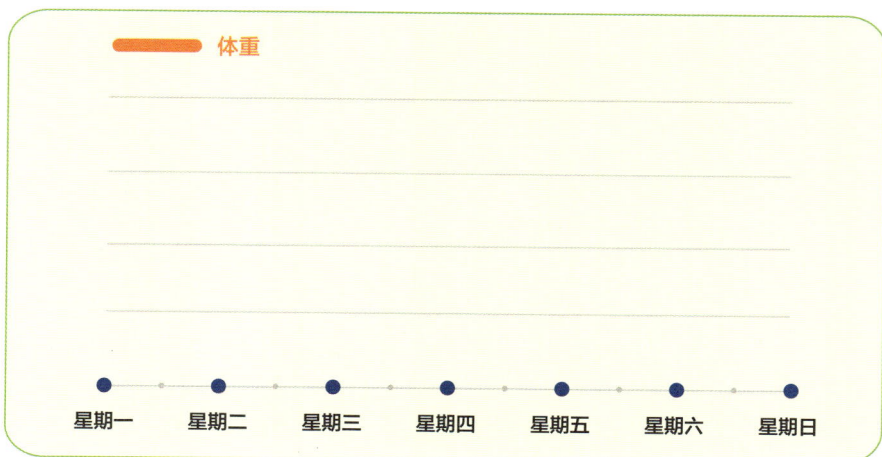

体重

星期一　　星期二　　星期三　　星期四　　星期五　　星期六　　星期日

饮食情况记录 Dietary record

每日餐盘 ●○○

记录本周每日早餐、午餐、晚餐食物组成，以及每大类食物占餐盘的大致比例。

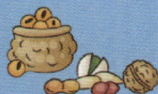

小贴士 以图中平衡膳食餐盘为目标，每天要吃 12 种以上的食物，每周要吃 25 种以上的食物。

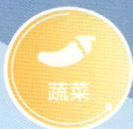
蔬菜

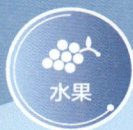
水果

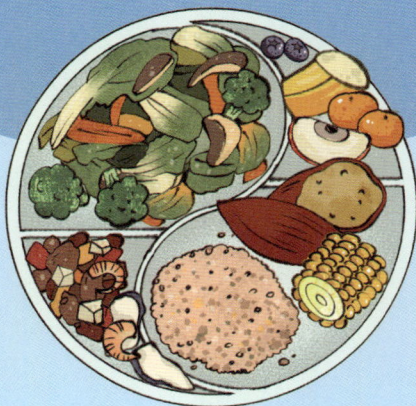

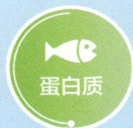
蛋白质

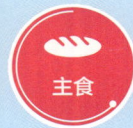
主食

星期一	主食	蛋白质	蔬菜	水果	食物种类总数
早餐					
午餐					
晚餐					
合计					

星期二	主食	蛋白质	蔬菜	水果	食物种类总数
早餐					
午餐					
晚餐					
合计					
星期三					
早餐					
午餐					
晚餐					
合计					
星期四					
早餐					
午餐					
晚餐					
合计					

星期五	主食	蛋白质	蔬菜	水果	食物种类总数
早餐					
午餐					
晚餐					
合计					
星期六					
早餐					
午餐					
晚餐					
合计					
星期日					
早餐					
午餐					
晚餐					
合计					

运动情况记录　　Fitness record

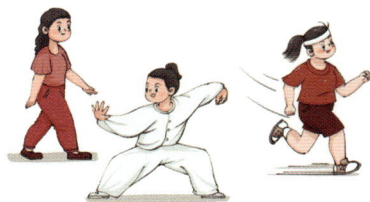

记录本周每日运动项目和运动时长。

	星期一	星期二	星期三	星期四	星期五	星期六	星期日	平均值
日期								
有氧运动								
抗阻运动								
通勤方式								
久坐放松								

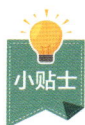

小贴士

❶ 有氧运动指以有氧代谢提供运动中所需能量的运动方式，可以提高耐力，增强心肺功能，如慢跑、骑行、游泳、跳绳。

❷ 抗阻运动又称力量运动，是指通过使用外部阻力（如哑铃、阻力带或自身质量等）来增强肌肉力量、耐力的运动方法。

在下方绘制出本周进行"有氧运动"和"抗阻运动"的累计时长。

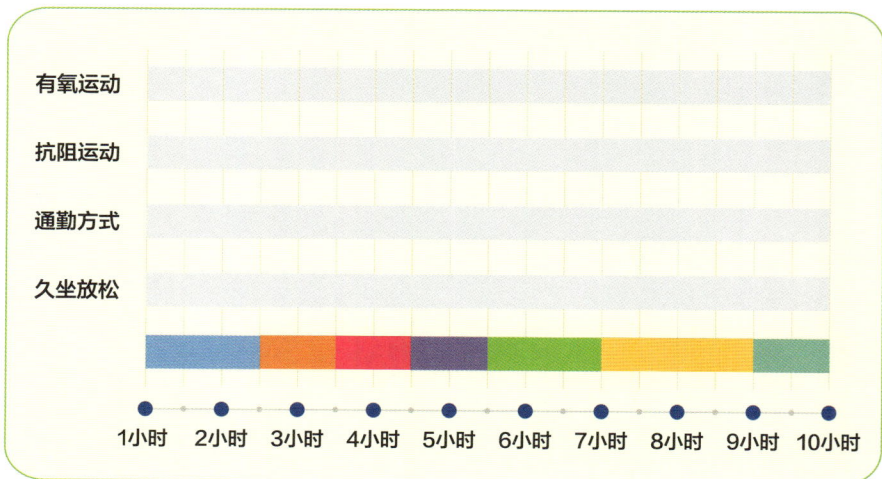

有氧运动

抗阻运动

通勤方式

久坐放松

1小时　2小时　3小时　4小时　5小时　6小时　7小时　8小时　9小时　10小时

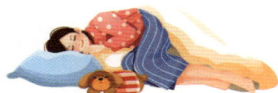

记录本周每日入睡时间、起床时间、睡眠时长、睡眠质量，并对本周整体睡眠环境和习惯做出评价。

	星期一	星期二	星期三	星期四	星期五	星期六	星期日	平均值
日期								
入睡时间								
起床时间								
睡眠时长								
睡眠质量								

☺　☹　😐　— —

睡前1小时
泡脚15~30分钟

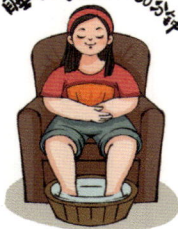

噪音　○ 安静　○ 轻微　○ 嘈杂

温度　○ 舒适　○ 过冷　○ 过热

光线　○ 黑暗　○ 昏暗　○ 明亮

睡前正向习惯　○ 阅读　○ 冥想　○ 泡脚　○ 听白噪声

睡前负向习惯　○ 刷手机　○ 吃宵夜　○ 剧烈运动　○ 喝咖啡

━ 理想入睡时间　━ 实际入睡时间

21：00
22：00
23：00
24：00 以后

星期一　星期二　星期三　星期四　星期五　星期六　星期日

━ 理想睡眠时长　━ 实际睡眠时长

15 小时
10 小时
5 小时
0 小时

星期一　星期二　星期三　星期四　星期五　星期六　星期日

做个记录吧
Make a record

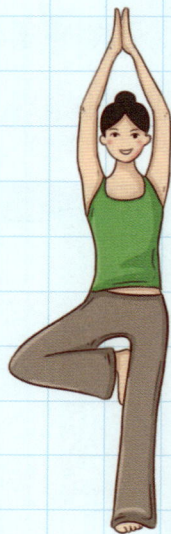

半年
Half a Year
总结

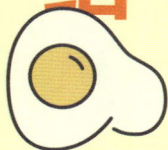

体重、腰围、体脂率月度下降情况

饮食健康

运动成果

睡眠情况